地势坤，君子以厚德载物。

# 控糖生活

## 管住爱吃糖的大脑

[美] 迈克·道（Mike Dow） 著

黄邦福 郭舫 译

中国友谊出版公司

图书在版编目（CIP）数据

控糖生活：管住爱吃糖的大脑 /（美）迈克·道著；
黄邦福，郭舫译，-- 北京：中国友谊出版公司，2022.3
书名原文：Sugar Brain Fix
ISBN 978-7-5057-5385-3

Ⅰ.①控… Ⅱ.①迈… ②黄… ③郭… Ⅲ.①减肥—
基本知识 Ⅳ.①R161

中国版本图书馆CIP数据核字（2022）第016448号

著作权合同登记号　图字：01-2022-1943

Sugar Brain Fix
Copyright © 2020 by Dr. Mike Dow Enterprises
Originally published in 2020 by Hay House Inc.USA

| | |
|---|---|
| 书名 | 控糖生活：管住爱吃糖的大脑 |
| 作者 | [美]迈克·道 |
| 译者 | 黄邦福　郭　舫 |
| 出版 | 中国友谊出版公司 |
| 发行 | 中国友谊出版公司 |
| 经销 | 新华书店 |
| 印刷 | 三河市冀华印务有限公司 |
| 规格 | 880×1230毫米　32开 |
| | 10印张　215千字 |
| 版次 | 2022年5月第1版 |
| 印次 | 2022年5月第1次印刷 |
| 书号 | ISBN 978-7-5057-5385-3 |
| 定价 | 49.00元 |
| 地址 | 北京市朝阳区西坝河南里17号楼 |
| 邮编 | 100028 |
| 电话 | （010）64678009 |

## 糖：一种共存的关系

你现在和糖的关系怎么样？如果你和现在的大多数人一样，那你可能会说"热恋之中"或者"关系复杂"。糖就像是你朋友叫你远离的那个渣男或渣女。

也许，你一直在努力摆脱它，却发现很难做到。你对糖依然恋恋不舍。你与糖形影不离。情绪低落的时候，糖给你慰藉；生活中最快乐的时刻，糖会帮你庆祝。你和糖本来应该做"普通朋友"，如果你和它保持距离的话。但这几乎是不可能做到的。毕竟，糖是无处不在的。

为了结束这种关系，你可能尝试过各种方法。你用人工增甜剂代替糖。或者，你根本不知道自己在吃糖，因为食品配料表里可能找不到"糖"这个词。或者，你食用的是面粉或谷物制品，但它们最终也会分解为糖。

更糟糕的是，你还和糖的老朋友坏脂肪开始"拍拖"。有烟的地方，往往都有火；有糖的地方，往往都有坏脂肪。所有不健康的加工食品，几乎都同时含有某种形式的糖和坏脂肪。脂肪尤其让人感到困惑。哪些是好脂肪？哪些是坏脂肪？某天，椰子油中的脂肪还是好脂肪；第二天，它就变成了坏脂肪。忙完一天后，你最终都会回归这种几乎无处不在的组合：糖和坏脂肪。

你知道这种饮食方式是不健康的，但你会找到合理的理由。每个人都在这样吃。吃糖和坏脂肪不会那样糟糕，对吧？你并没有真正上瘾——尽管你一天不吃含糖和坏脂肪的食物就受不了。行啦，现在就面对现实吧。

我明白你的感受，因为我以前也和糖有过不健康的共存关系。那些年里，我每天都要喝6罐增甜汽水，它变成了让我获得安慰的习惯。我打开汽水，那"砰"的一声很是刺激，就像巴甫洛夫的狗，我流着口水，渴望汽水里的糖和咖啡因给我的大脑补充血清素和多巴胺。10多岁的时候，我家会从山姆会员店一次性购买24罐汽水，家里随时至少存放着50罐汽水。但我最喜欢的"过瘾"方式是去快餐店。我把塑料杯子灌满汽水，加冰，而且至少要续杯两次。快餐店里的条纹大吸管可以让我大口地喝，汽水直达舌头，糖很快变成强效的兴奋剂。

10多岁和20多岁时，我平均每天要喝6罐汽水；心情糟糕的时候，每天要狂饮10多罐。在学校不开心？汽水里的糖会给我血清素，让我获得些许安慰。上课无聊？汽水里的咖啡因会给我多巴胺，带给我从无聊的课程中无法获得的快感。自然，我的大脑也会把它和积极体验联系起来。一个周五的夜晚或一次派对，当然意味着喝更多的汽水。

同许多人一样，我也会就着含工业油的食品喝汽水。放学后加餐，我边喝汽水边吃薯条或苏打饼干。周末派对上，我喝着汽水，吃着腊肠比萨。随着时间的推移，我对甜食上瘾了。我上高中时，我的哥哥得了严重的中风，全家人都陷入困境，为了摆脱压力和忧伤，我们放弃了"自我食疗"，开始大吃大喝。

从神经化学上讲，这并不奇怪。糖会让大脑分泌血清素，这是一种让人"快乐"的大脑化学物质，有助于减轻焦虑、提升自信、带来"美妙"的感觉。坏脂肪会释放多巴胺，这是一种增强活力的生化物质，面对压力和挑战的时候，我们都需要它才能保持正常的功能。随着时间的推移，糖和坏脂肪让我的大脑发生萎缩，但我从中获得了血清素和多巴胺，因而很难摆脱这种共存关系。

后来，我结束了与糖和坏脂肪的"热恋"关系，但马上又陷入了另一种关系。我离开俄亥俄州去洛杉矶南加州大学上学，我注意到加州人的饮食方式与我之前的有所不同。它不是我在中西部时经常吃的肉和土豆，而且我受够了摄入碳水化合物后的犯困。我还记得自己购买了一条腰围34英寸[1]的裤子——我穿过的最大号裤子，我知道必须有所改变。当时的我对营养学所知不多。于是，我采取了21世纪初许多人的做法：改喝低糖汽水、改吃低热量食物。实际上就是低卡路里、低脂肪饮食。只要"低"就行：低糖、低脂肪、低卡路里、低分量。每天喝几升低糖汽水、吃些低卡路里的冷冻肉食，这成了我的新常态。这种饮食控制，重点在于不要吃什么。我少吃那些让大脑萎缩的食物，但这对我大脑的生长并没有多大的帮助。

## 地中海饮食与大脑健康

2011年，我写了一本名叫《康复饮食》的书，同时在探索旅游生活频道主持一档叫作《成年人偏食症》的节目——帮助人们

1　1英寸 =2.54 厘米。——译者注

摆脱食物成瘾。《康复饮食》这本书是基于当时可获得的研究成果。10年前的主流观点认为，减少热量摄入是最佳的减肥方法。地中海饮食可以治疗抑郁症，糖会让人脑萎缩，这样的研究成果尚未发表，生酮饮食和原始饮食还没有成为家喻户晓的字眼儿。

接下来的几年里，我开始阅读各种研究资料，它们都表明：地中海饮食对大脑健康具有不可思议的益处——还可以预防几乎所有的重大疾病。作为一名脑健康专家，我于2014年改变了自己的饮食方式。当时，我正在为《清除脑雾》一书做研究准备，结果发现所有的最新研究都认为地中海饮食有利于大脑健康。我喜欢吃鱼肉、橄榄油、坚果和水果，于是，我有了正确的方向。最终，我找到了让自己感觉良好的饮食方式：富含 $\Omega-3$ 脂肪酸的食物和富含维生素的农产品，它们为我的大脑持续供应血清素和多巴胺。运动等日常活动也有助于提升这些神经递质的作用。

几年前，我读到一项研究，更加让我心潮澎湃。该研究指出，不健康的食物不但会破坏大脑的化学环境，还会对大脑造成进一步的损伤。这是证明糖和坏脂肪会让人脑萎缩的第一项研究。作为一个常年大量吃糖和垃圾食品的人，我知道必须修复自己的糖脑。否则，我患上抑郁症和痴呆症的风险就会增加。我希望拥有长寿、健康、有效率的和有使命感的生活。

这项研究还表明，多吃鱼肉和农产品与大脑生长具有相关性。因此，我采用地中海饮食就是我朝正确方向迈出的第一步。但我还想走得更远。毕竟，在那些年里，我已经摄入了大量的糖和坏脂肪。几十年来，汽水、盒装通心粉和奶酪一直是我寻求安慰的必备饮食。

我知道，要扭转局面，就必须创造更多的脑源性神经营养因子——这是一种生长激素，通常被称为大脑的"营养液"。脑源性神经营养因子是糖脑康复的终极"解毒剂"。我坚持采用抗炎性的地中海饮食，不过，我同时也开始尝试温和生酮饮食，有助于身体将储积的脂肪（不是糖）燃烧为能量。

于是，一种全新的饮食方式开始生成。

## 成功组合：生酮饮食搭配地中海饮食

生酮是提升脑源性神经营养因子水平，快速减掉腹部脂肪的最佳方式。腰围缩小，表明大脑可能正在生长。研究已经证实：腹部脂肪与脑容量呈反比关系。我现在的腰围比我20来岁时还小。我很开心，因为我知道这表明我的糖脑正在发生逆转，同时，我患上各种重大疾病的风险正在下降。

我采用的是基于"地中海生酮饮食"的"糖脑康复方案"，它可以帮助因为糖而发生萎缩的脑区重新生长，从而逆转糖脑。坏消息是：糖脑是真实存在的。好消息是：糖和坏脂肪只会让产生新的脑细胞的两个脑区中的一个脑区萎缩。结论：糖脑是可以逆转的。

我的地中海饮食体系将带你回归最初的克里特饮食。同素食一样，克里特饮食主要包含维持大脑化学环境健康的蔬菜和水果。事实上，真正的地中海饮食通常被归类为植物性饮食，偶尔补充动物脂肪和奶制品。摄入的少量肉类，也通常是优质的鱼肉。草饲、放养、有机的动物性食品，其中有益大脑健康的 $\Omega-3$ 脂肪酸含量会高于工厂化养殖的动物性食品，后者含有的大量 $\Omega-6$ 脂肪酸及多种坏的饱和脂肪，正在让美国人的大脑发生萎缩。

尽管今天存在各种流行的饮食方式，但地中海饮食的生命力依然旺盛。2019年，《美国新闻与世界报道》邀请一个由顶级医生、饮食学家和研究人员组成的大型专家团队，对41种最流行的饮食进行了评估。在"总体最佳饮食""最易遵循饮食""最佳健康饮食""糖尿病最佳饮食""心脏健康最佳饮食""最佳植物性饮食"等评比中，地中海饮食均排名第一。

地中海饮食唯一名次黯淡的评比项是"最佳快速减肥饮食"，而这正是生酮饮食的作用所在。研究人员特别指出，尽管生酮饮食很难操作，但它是最有效的快速减肥饮食法。这一点很重要，因为我们知道，减掉腹部脂肪可以增加大脑生长的概率。

只需在地中海饮食框架中加入温和生酮饮食，你就会拥有提升健康状况、促进大脑生长、减掉腹部脂肪的完美组合。

## "糖脑康复方案"确实有效

这个饮食方案的生酮部分，将把我们带回狩猎、采集时代——在那个时候，轻断食（间歇性断食）和空腹运动就是生活的一部分。我们不得不辛劳地寻找食物。没有"得来速"餐厅和24小时营业的食品店，因此，我们不可能全天不停地进食。断食期长短不一，可能从当天持续到第二天，这取决于何时能够捕猎或采集到食物。

人们长时间饿着肚子寻找和狩猎食物，这其实就是轻断食。饿着肚子追逐猎物，就是在做空腹运动。本书给出的饮食方案包含短时空腹运动，强迫身体将储积的脂肪（不是糖）燃烧为能量。因此，你仍然可以获得长期断食或严格生酮饮食的某些益处。

有些人可能怀疑这个饮食方案是否确实有效。答案是肯定的。我会在书中分享一些真实的成功案例加以证明。

还有更多的好消息："糖脑康复方案"集合了地中海生酮饮食的两大精华，可以帮助你防止严格生酮饮食所引起的头痛、便秘和肾结石风险的增加。

本书提供的饮食方案，对大脑具有长期益处，同时又容易操作。它的糖和碳水化合物含量大大低于引发糖脑的美国饮食，又不会太低于严格的生酮饮食。谷物大为减少，但并未完全杜绝，在实施康复方案的28天里，你每周都可以享用几份自己喜欢的任何食物。

与生酮饮食不同，本方案鼓励吃各种水果，因为它们对脑健康具有不可思议的益处。只有一种蔬菜被禁止食用：土豆（加工的玉米片也被禁食）。本方案更强调的，是富含 $\Omega-3$ 的植物蛋白、适量的好脂肪以及高水平的抗氧化剂。相比之下，传统的生酮饮食包含大量的动物蛋白和脂肪，几乎不含植物蛋白，抗氧化剂水平也较低。正因如此，采用严格生酮饮食的人，其体内的低密度脂蛋白（坏的胆固醇）水平会升高。用高水平的动物蛋白和低水平的植物蛋白代替碳水化合物——采用生酮饮食的人就是如此，这种做法与死亡风险升高具有相关性。

这个经过调适的饮食方案，采取的是"中间道路"。你可以摄入脂肪和碳水化合物，同时减少摄入糖、面粉、谷物和工业油并增加摄入蔬菜、水果和橄榄油。相较于那种非脂肪的、所有碳水化合物都是恶魔的非黑即白的饮食方式，它要复杂和微妙得多。

碳水化合物和脂肪的种类才是关键，因为并非所有的碳水化合物、脂肪和卡路里都是"生而平等"的。只要定时饮食和运动，大脑就会最大限度地生长，腰围也会减小。

相较于那些严格限制摄入碳水化合物、脂肪、蛋白质等常量营养素的饮食方案，本饮食方案一开始可能有些难以理解。要知道，蔬菜和水果所含的丰富微量营养素，有助于生产和维持健康的血清素和多巴胺水平，从而让你摆脱糖和坏脂肪成瘾。长期而言，你会感觉更好。感觉更好，渴求那些导致大脑萎缩的食物的可能性就会大大降低。你有过这种体验吗？我有过。

这个饮食方案很简单，其重点在于加入了各种糖脑研究所建议的食物：富含Ω-3的蔬菜和水果。它还具有灵活性。稍加调整，严格素食主义者也可采用。它包含大量的农产品。不管你是严格的素食主义者、鱼素食者、无麸质饮食者还是热量计数制饮食者，都可以采用这个饮食方案。你将读到的成功案例，有些是采用基于地中海生酮饮食的"糖脑康复方案"并成功突破平台期。而有些成功案例，原本遵循热量计数制饮食的人采用"糖脑康复方案"后，减掉的体重甚至更多。在28天里，他们只是简单地稍加调整，就减掉了更多的体重，增加了肌肉量。

"糖脑康复方案"帮助我改变了与糖和坏脂肪的关系。我们不再"相亲相爱"，我不再是"瘾君子"，标准美国饮食中的那些主食只是偶尔的自我犒赏。我知道，你也可以终结糖脑。随着大脑生长和腰围变小，你的外表、思维和感受都会得到提升。现在就重新定位你与糖和坏脂肪的关系吧，你将学会如何与糖只做"普通朋友"。

# 目 录
C o n t e n t s

第一部分

# 了解糖脑

# 第1章　糖脑的演变

要了解糖脑，我们最好回到生命之初。想想你的婴儿时代。你吃的都是天然的糖：水果所含的果糖、葡萄糖和蔗糖。苹果、香蕉和胡萝卜被碾成糊状，以便吞咽。除了天然的果糖、葡萄糖和蔗糖，你还从母乳或配方奶粉中摄入乳糖。不管摄入什么形式的糖，你生来就喜欢吃糖。人类自诞生之初就喜欢甜食。随着年龄的增长，你才逐渐喜欢上含有脂肪的食物。

对婴儿而言，天生喜欢吃糖是好事情。在这个快速生长和发育的阶段，吃糖是鼓励你摄入高能量食物的自然方式。你可能还不知道1品脱[1]冰激凌可以减缓一天的压力，但你天生就拥有知道吃糖会减轻痛苦的大脑。研究表明，喝点儿糖水，婴儿的啼哭就会减弱。玛丽·波平斯说得没错：加一勺糖，确实能让孩子吃药。

在婴儿时代，你吃什么、吃多少，这得由你的养育者决定。但很快你就会偏爱某些食物，你生来就对某些味道具有基因倾向。你具有独特的味蕾，能够感知糖的甜味和蔬菜的苦味。基因不同，感知程度会不同。你的大脑也具有独特的基因倾向，你会偏爱那些促进"快乐"神经递质分泌的食物。

---

1　1品脱 ≈ 0.55 升。——译者注

基因倾向影响饮食，这样的例子很多，我们来看看其中的一个：超级味觉者。超级味觉者的基因，会让蔬菜等苦味食物吃起来特别苦，因而更容易远离它们而亲近碳水化合物等无味食物。味觉迟钝者的基因，会让蔬菜的苦味变淡，因而更容易吃健康的食物。这是好事，因为苦味食物往往富含抗氧化剂，还可以预防肥胖病。味蕾会给健康带来深刻的影响。如果超级味觉者屈服于自己的味蕾而不吃蔬菜，那患癌的风险就可能升高。

偏好并非都是天生的，后天的养育也对这些偏好有影响。如果你的养育者经常让你接触苦味的蔬菜，尽管你不喜欢，但你可能会经常吃它们。这个例子说明一个重要的原则：基因不能决定一切。即使你的基因让你易患肥胖病或嗜好某些食物，只要改变自己的环境，这些基因就会关闭。改变日常饮食是关闭基因或防止坏基因开启的最佳方法。

你小时候摄入的食物——奶、果汁和水果糊，都含有大量的糖。随着年龄的增长，有些儿童会出现乳糖不耐受，但所有儿童都会逐渐爱上含有脂肪的食物。乳糖不耐受也许是"自然之母"在帮助你，让你长大后少吃糖。儿童可以喝果汁和牛奶，但我认为它们主要是儿童的饮品。年龄越大，需要的能量会越少。很多成年人年龄增大后，新陈代谢自然会减慢，但他们的食量却在增加——这就是肥胖病和大脑萎缩发生的"秘密"。

## 18世纪的制糖简史

现在，请想象自己出生于18世纪初，现代冷藏技术还未诞生的年代。你的母亲可能不会用勺子喂你果汁，但"自然之母"会照顾你。这是因为食物坏掉后很难吃。在冷藏技术和食品保质期出现之前，你需要这种避免中毒的保护机制。"自然之母"不希望你吃下致病或致命的东西。

"自然之母"不希望你总是吃糖，但为了让你保持最佳的健康状态，她仍希望你吃一些甜食。水果是大自然赐予的甜品。既然你已经长出牙齿，那就可以咬苹果吃，不再需要喝苹果汁。成熟水果的维生素含量往往更高。因此，吸引你吃水果的甜味肯定是有用处的。维生素多，意味着你不会死于坏血病。身体的长期发育和疾病预防是需要维生素的。

想象完自己生活在18世纪初后，你还应该知道几十年后的儿大进展改变了全世界人的大脑和腰围。当时，糖由热带生长的甘蔗制成，价格非常昂贵。因此，糖很难获得，只能偶尔享受。即使你非常想吃糖，也很难经常吃到糖。

18世纪中期，情况开始改变。一位德国科学家发现，甜菜根所含的糖与甘蔗完全相同。糖也可以从甜菜中提取。这意味着不用再从西印度群岛进口糖。于是，糖开始在世界各地冒出来。

现在，请走出想象世界，回到现实。你已长大成人，自然不会生活在18世纪。你生活在充斥着加工食品的21世纪，食物随时可得，你甚至不用驱车去"得来速"购买，只需按动手机，就会有人将你想吃的任何食品送到门口。"UberEats"或"Postmates"等公司配送的，很可能不是有机蔬菜。糖和坏脂肪不再是偶尔的自我犒赏，而是美国饮食的常见成分。

## 当代美国的糖瘾

市场调查公司"欧睿国际"对全球糖消费状况进行了调查。在所有被调查国家中，美国的龋齿患者数量最多，糖的人均消费量也最高。美国人的日均糖消费量高达126克，是世界卫生组织建议的日摄入量的两倍多。

没错，嗜糖是美国人的主要"罪行"，糖是美国人的头号致瘾物质。令人意外的是，"欧睿国际"发现，美国人的脂肪消费量符合健康标准，人均为65.5克。美国人的糖消费量世界第一，但脂肪消费量却不是第一。事实上，有些国家的脂肪消费量比美国高得多。例如，比利时人的每日人均脂肪消费量就比美国人的高出50％左右。

如果你在1700年之前出生，即使你喜欢吃甜食，也能保持健康，因为当时的甜食富含维生素。然而，今天的加工食品的保质期可长达数年，或者经过冷冻，因此，你的味蕾几乎无法识别腐败食物。讽刺的是，你的味觉本来是保护性命的，但今天的大多数食物，如果你经常吃，最终却会让你送命。

你在伤害自己的同时，也在伤害地球。2019年，"《柳叶刀》饮食委员会"（The EAT-Lancet Commission）发布了一份可持续食物体系及健康饮食报告。参与报告的37名科学家来自16个国家，均为健康及环境可持续领域的专家。你可能听说过度消费红肉会加速地球变暖，但大多数人并未意识到，糖的生产也会对地球造成巨大伤害。

该委员会建议的糖消费量为：必须减半。要知道，甘蔗是世界上最耗水的作物之一。需要9加仑[1] 水，才能生产出一茶匙的糖。由于糖的需求量日益增长，巴西等生态系统最脆弱地区的森林砍伐不断加速。根据世界自然基金会的报告，有12个国家的甘蔗种植面积超过其耕地的1/4。到2050年，要满足糖的预计需求，种植国需要增加50%的耕地来种植这种耗水作物。

为了帮助地球，"《柳叶刀》饮食委员会"还建议：蔬菜、水果、豆类和坚果的消费量必须翻倍。好消息是："糖脑康复方案"是符合这个建议的。大脑得到生长、腰围减小，同时还可以帮助地球。这是个好处多多的方案。

当今世界肯定不同于几百年前的世界，尽管有些问题已经恶化，但也有好的方面。和生活在18世纪的人不同，你不用再担心死于天花、猩红热和肺结核。和今天的大多数人一样，你担心的是长大后会患上肥胖病、糖尿病、心脏病和癌症，而大脑健康通常是六七十岁以上的人才会关心的问题。如今，随着糖脑的发现，大脑健康正成为各年龄段的人都应该关注的问题。糖和坏脂肪含量高的标准美国饮食，不仅会让你体重增加、易发心脏病，还会导致你最宝贵的身体器官——大脑——发生萎缩。

## 糖脑的发现

糖脑的发现，源于2015年英国《BMC医学》杂志发表的一篇标志性的研究论文。这是人类首次发现大脑萎缩与摄入糖和坏脂

---

1　1加仑（美）≈ 3.79升。——译者注

肪有关，并证实了此前动物研究的相同结果。这项翔实的跟踪研究为期4年，受试者达数百人。为评估大脑状况，受试者接受了两次核磁共振成像检查，一次在研究之初，另一次在4年之后。

研究人员对受试者4年之内所吃的食物进行了分析。他们是否吃糖和甜食？是否吃蔬菜和水果？他们摄入的是好脂肪还是坏脂肪——吃得更多的是富含Ω-3的烤鱼，还是Ω-6含量高的汉堡包？各种食物的摄入量是多少？他们对受试者的膳食选择进行了为期数年的跟踪，因而能够研究食物对大脑的长期影响。

研究人员将饮食分为两大类：西方饮食和健康饮食。西方饮食是指含有各种形式的糖和坏脂肪的食物（比如汽水、炸薯条、面包和加工红肉）。"糖"的种类包括人工添加的糖、面粉和谷物。健康饮食是指富含抗氧化剂、不会使血糖飙升的蔬菜和水果，也包括富含Ω-3的脂肪和蛋白质（比如烤鱼）。

经过第二次核磁共振成像检查，研究人员就可以发现受试者的大脑是保持健康还是发生萎缩。他们测量了特别容易发生萎缩的脑区：海马体。接着，他们研究受试者的脑容量与他们所吃食物之间的相关性。为了确保大脑萎缩和其他因素无关，研究人员还考虑了运动和教育等变量。

这五位拥有澳大利亚顶级大学学位的研究人员得出的结论，成为世界各大媒体的头条新闻：大量摄入糖和坏脂肪的人，大脑容易发生萎缩——我称之为"糖脑"。他们还发现了相反的趋势：摄入营养丰富且不会让血糖飙升的食物，同时补充富含Ω-3的脂肪和蛋白质的人，其脑容量更大。

各大主流新闻机构纷纷报道这项研究成果，为我的饮食观念以及饮食习惯带来了根本性改变。

虽然这是一项相关性研究，但因果性的动物研究同样表明：摄入糖会损伤大脑。在一项动物研究中，一组幼鼠喂食糖水，另一组幼鼠喂食白水。结果表明，糖对幼鼠的大脑造成严重损伤。

另一项研究给动物喂食糖和坏脂肪，然后测量其脑源性神经营养因子的水平。结果不出所料：糖和坏脂肪使这种大脑生长激素的水平迅速下降。好消息是：另一项因果性研究给老鼠注射脑源性神经营养因子，结果，这种生长激素帮助那些此前被喂食西方饮食的肥胖老鼠降低了体重。

这充分证明：虽然糖和坏脂肪会让大脑萎缩、腰围增大，但其影响是可以逆转的。

接下来，我们会深入而全面地了解糖和坏脂肪。它们有些复杂，再加上食品公司会"遮蔽"它们，因而你不会在食品配料表中看见"糖"或"大豆油"等字眼儿。糖脑要康复，就必须明白"糖"和"坏脂肪"是什么意思。你将明白不要吃什么，可以用哪些碳水化合物和脂肪来代替它们。

## 糖

英国《BMC医学》杂志发表的那项糖脑研究发现，与大脑萎缩相关的，不只是添加的白砂糖。面粉、土豆、谷物等食物也会导致大脑萎缩。这些食物会使血糖迅速升高，因而从根本上讲就是最基本形式的糖。唯一和脑容量增大相关的碳水化合物来源是蔬菜（不包括土豆）和水果。

水果有助于大脑生长，因而不是应该禁食的食物。正如我在"序言"中提到，除了土豆，所有蔬菜都是可以食用的。

玉米既可归类为蔬菜，也可归类为谷物，因此，它有很多类别。如果是全玉米或爆米花，那就可以食用。但加工玉米片或薄玉米馅饼不可以食用，因为这些形式的玉米与大脑萎缩具有相关性。谷物也和大脑萎缩相关，因而没有被纳入"糖脑康复方案"。谷物会使血糖升高，扰乱脂肪燃烧的生酮。尽管如此，实施这个为期28天的康复方案的第4周，你仍然可以享用两份以上的任何食物。只要你喜欢，就可以食用大米、炸薯条、糖或面粉，但开始时要限制分量。偶尔吃这些食物，不会导致大脑马上萎缩，也不具有致瘾性。

你还必须学会识别各种形式的糖，因为食品公司会欺骗消费者，给糖起各种不同的名字。请注意：人工增甜剂不属于"糖脑康复方案"，因为它们会通过"肠道－大脑连接"影响大脑和血糖水平。如果你喜欢增甜剂，可以考虑"糖脑康复方案"许可的甜菊糖。至于糖醇，可以通过无糖口香糖等东西少量摄入木糖醇。麦芽糖醇会使血糖升高，因而要远离这种糖醇。

从理论上讲，"糖脑康复方案"不是用低热量或零热量食物取代其他食物，而是由蔬菜、水果等健康食物组成的膳食方案。因此，要让大脑生长、腰围减小，重点是远离那些含有糖醇的无糖糖果或减肥食品。

本书所说的"糖"，包括以下种类：

● AK糖（安赛蜜）　　　● 龙舌兰蜜/糖浆

- 苋菜红
- 大麦
- 甜菜糖
- 糙米糖浆
- 荞麦
- 奶油糖/奶油霜
- 白砂糖
- 角豆糖浆
- 椰糖
- 玉米糖浆
- 结晶果糖
- 金砂糖
- 右旋糖
- 单粒小麦
- 乙基麦芽酚
- 二粒小麦
- 面粉（杏仁粉、椰子粉、苔麸和油莎豆粉除外）
- 左旋糖
- 浓缩果汁
- 金糖
- 葡萄糖
- 葡萄果糖
- 高果糖玉米糖浆
- 糖霜粉

- 阿斯巴甜
- 大麦芽
- 黑糖蜜
- 红糖
- 碎小麦
- 蔗糖精
- 焦糖
- 绵白糖
- 糖粉
- 固体玉米糖浆
- 枣糖
- 糊精
- 糖化麦芽
- 怡口糖
- 浓缩甘蔗汁
- 佛罗里达蔗糖
- 果汁
- 半乳糖
- 金糖浆
- 固体葡萄糖浆
- 谷物
- 蜂蜜
- 转化糖

- 卡姆小麦
- 乳糖
- 麦芽糊精
- 枫糖浆
- 糖蜜
- 燕麦
- 藜麦
- 大米
- 精制糖浆
- 高粱糖浆
- 善品糖
- 蔗糖
- 粗制蔗糖
- 代糖
- 分离砂糖
- 小麦

- 苍白茎藜麦
- 麦芽糖浆
- 麦芽糖
- 粟米
- 黑砂糖
- 红砂糖
- 粗糖
- 大米糖浆
- 糖精
- 斯佩尔特小麦
- 三氯蔗糖
- 冰糖
- 乙酰氨基磺酸钾
- 低脂糖
- 蜜糖
- 黄糖

## 坏脂肪

脂肪和糖一样复杂。脂肪有不同的形式：反式脂肪、饱和脂肪、多不饱和脂肪、单不饱和脂肪。"糖脑康复方案"中的脂肪，主要来源于富含抗氧化剂、几乎都是好的单不饱和脂肪的橄榄油。它取代了西方饮食中最常见的食用油（包括大豆油），因为后者含有大量的坏脂肪、饱和脂肪和多不饱和脂肪。这个简单的替换，最大限度地将坏脂肪换成了好脂肪。根据所含的脂肪种类，人们也可以摄入物理冷榨的菜籽油、核桃油、鳄梨油、澳洲胡桃油和马来西亚棕榈油。

西方饮食中的常规饲养动物食品和加工食品，含有大量的反式脂肪和劣质的饱和脂肪。"糖脑康复方案"中的地中海生酮饮食的确包含少量的饱和脂肪，但这些脂肪不同于西方饮食中的饱和脂肪。可以少量摄入初榨椰子油、有机黄油、有机酥油，它们含有较多的中链甘油三酯，而西方饮食中的饱和脂肪含有大量的长链甘油三酯。中链甘油三酯不同于长链甘油三酯，它有助于减轻体重、降胆固醇。此外，"糖脑康复方案"还鼓励摄入少量健康的饱和脂肪。对很多人而言，适量摄入好脂肪，实际上有助于降低坏脂肪渴求，因而相当于减少了整天的坏脂肪摄入量。

尽管如此，"糖脑康复方案"饮食的饱和脂肪含量，仍然要比传统生酮饮食低得多。虽然脂肪不会像碳水化合物那样导致血糖和胰岛素水平升高，但在轻断食期间，摄入过量脂肪会干扰温和生酮。因此，一定要少量摄入脂肪。

脂肪的另一个区别，是抗炎性 $\Omega-3$ 与促炎性 $\Omega-6$ 之间的比例。可被利用的 $\Omega-3$ 的最佳来源是鱼肉。因此，毫无意外，英国《BMC医学》杂志发表的那项糖脑研究中，烤鱼是唯一与脑容量增大相关的蛋白质、脂肪来源。作为28天饮食方案的一部分，你每天都会吃一份富含 $\Omega-3$ 的食物。在这项糖脑研究中，大脑萎缩与 $\Omega-6$ 含量高的食物具有相关性。相较于草饲、有机、放养或散养的动物性食品、奶制品和鸡蛋，常规饲养的 $\Omega-3$ 含量较低、$\Omega-6$ 含量更高，因此，你必须首先减少摄入这些食物。你还必须限制所有加工肉制品的摄入量，因为它们也和大脑萎缩相关。这意味着你不能吃所有种类的加工肉制品，包括各种午餐肉。

概括而言，你需要远离下面这些食物：

- 油炸食品
- Ω-6含量高的食物（例如，所有常规饲养动物性食品、奶制品和鸡蛋）
- 午餐肉，包括各种冷切肉和熟食肉（如火鸡肉、火腿肉等）
- 人造奶油
- 加工肉制品
- 红肉——除了富含Ω-3的草饲有机红肉

## 糖脑是什么感觉

糖脑的第一块"拼图"，是回答这个问题：人们为什么会强迫性地不断吃那些让大脑萎缩的食物？既然我们知道这些食物会导致大脑萎缩，为何不远离它们呢？答案是：糖和坏脂肪会快速分泌血清素和多巴胺，让你不断产生渴求。那些让大脑萎缩的食物会让人上瘾。

借助大脑扫描，可以看见糖和脂肪的致瘾力量，大脑的奖赏中枢会发亮。最近，俄勒冈州的饮食病理学家所做的一项研究，比较了糖和脂肪对大脑的影响方式。受试者摄入两种不同的奶昔：一种脂肪含量高，另一种糖含量高。然后，对他们的大脑进行扫描。糖点亮大脑奖赏中枢的效果，甚至超过了脂肪。难怪食品公司的产品几乎都会添加糖，那些含有坏脂肪的食品也不例外。大多数人以为含有脂肪的许多食品，比如从商店购买的沙拉酱，实际上也含有大量的糖。

第二块"拼图"，是知道糖脑有什么感觉。毕竟，糖脑不是医疗保险公司认可的医学诊断！然而，如果你经常摄入糖和坏脂肪，就更有可能患上医疗保险公司认可的其他疾病：抑郁症、认知障碍或冲动控制障碍。

因为糖脑而发生萎缩的海马体，与三种情绪或行为模式相关，一定要小心提防。如果你的糖脑尚不严重，很可能只会注意到其中的一两种感觉。如果你和我一样，数十年来大脑一直在萎缩，那这些感觉都会注意到。

首先，糖脑会让你情绪低落。因为海马体萎缩后，你的情绪调节能力会受到负面影响。如果这种情况持续数年，糖脑甚至会导致抑郁症，因为导致大脑萎缩的那些食物还会引起大脑和身体发炎。最近几年的科学研究已经证明：炎症会触发抑郁症。事实上，抑郁症本身一直被称为炎症性疾病。

其次，糖脑会让你情绪冲动。因为冲动行为与海马体萎缩具有相关性。看见某种食物，你知道自己不应该吃，但你很难抵御它的诱惑。大脑发生萎缩，情绪就会冲动，因而就会放弃抵抗。

再次，糖脑会让你感觉无所适从。萎缩的海马体会改变你的情绪反应，影响你的决策能力。它会影响你的日常行为，你会变得无所适从，改变思维方式和行为方式的能力下降，因而会不断做出糟糕的决策。其原因在于：海马体不只是负责记忆，它还会和杏仁体"通话"，解码和存储情绪性记忆。遇到某件未来给你积极或消极情绪的事情，海马体就会影响杏仁体的反应方式。

在本书第二部分，我将深入探讨糖脑引起的情绪状态以及如何才能彻底戒断糖瘾。

## 糖、记忆与糖瘾恶性循环

我来举一个例子，看看糖脑如何影响你的日常生活以及三个脑区（下丘脑、海马体和杏仁体）如何介入其中。请想想你吃过的生日蛋糕。你喜欢有奶油糖霜的甜软蛋糕，庆祝生日让你感到快乐。假设你是第一次过生日、第一次吃蛋糕。即使没有生日蛋糕或生日庆祝的相关记忆，大脑也会立即分泌血清素和多巴胺。大脑的快感通路将信号传导给负责摄食调节的下丘脑。你吃饱后，信号传递到下丘脑，摄食就会停止。正常情况下，快感通道控制生理饥饿信号后，摄食会更难停止。

血清素、多巴胺→快感通道→下丘脑（生理饥饿）

这一切发生的时候，你的海马体就在存储信号。你会产生某种感受，因此，你的海马体会告诉下丘脑。糖和坏脂肪已经让血清素和多巴胺的水平飙升，于是，你感觉非常棒。你和朋友们玩得很开心。此时，积极的生活体验就与食物建立起联系。

当然，消极体验也会与食物建立联系并被存储起来。假设你刚和恋人分手，为了安慰自己、让自己好受些，你吃了一大杯冰激凌。现在，血清素和多巴胺原本的化学反应，因为记忆和情绪而加重，并传导给下丘脑，一旦碰到情绪问题，就更容易吃那些导致大脑萎缩的食物。

### 海马体（记忆）→杏仁体（情绪）

海马体功能正常，就更容易抵抗进食的触发因素。但如果海马体发生萎缩，抵抗就会变得更加困难，因为你更容易冲动行事，更易感到情绪低落和无所适从。

健康的海马体会储存每餐的记忆，让你下一餐不会吃得过多。在一项研究中，老鼠的海马体被植入特殊基因后，研究人员用某种光照射老鼠，就可以关闭这个脑区。海马体关闭后，老鼠进食受到极大影响。相较于光照关闭但海马体功能正常的老鼠，海马体功能失常的老鼠进食时间更早，进食量也会翻倍。

因此，如果你的海马体是健康的，它就会存储每餐的信息，让你减少进餐次数和食量。此外，你还更容易感到快乐，更能控制冲动行为。因此，下丘脑传导的生理饥饿信号更容易被接收。然而，如果海马体发生萎缩，记忆受损以及改变行为能力下降，生理饥饿信号就无法被接收。

每次参加新的生日派对，遇到心情不好的日子，看见蛋糕或冰激凌时，你的海马体都会检索此前存储的记忆，改变杏仁体的反应方式。你想起那些糖和坏脂肪让你多么快乐——至少暂时带来快乐，于是，食物渴求就产生了。你不是需要吃东西，你是渴望吃东西。你再次吃富含糖和坏脂肪的食物。吃的次数越多，大脑萎缩就越严重。重复100次，就会建立起根深蒂固的行为模式。形成习惯后，就会上瘾。

我们来看看这个恶性循环。摄入的糖和坏脂肪越多，就越对它们上瘾。越对它们上瘾，就吃得越多。吃得越多，海马体就越萎缩。海马体越萎缩，人就越易情绪低落、冲动，也越易产生脑雾。越感到这样，就会摄入更多的糖和坏脂肪。如此往复。

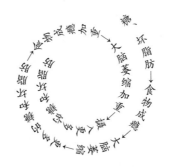

要理解糖脑是如何发展的，我们必须首先对食物成瘾加以全面了解，因为这是整个连锁反应"导火索"被点燃的地方。血清素和多巴胺是第一块多米诺骨牌，随着其他脑区受到影响，其他的多米诺骨牌接连倒塌。了解食物的化学反应，就能理解糖脑发展的原因及方式。

正如你将在本书中读到的，有些人因为自己的神经化学状况而特别容易受到糖或坏脂肪这些"元凶"的诱惑。本书"第二部分"提供的自我测试，可以帮助你确定自己的神经化学状况，进而帮助你理解为什么你那么喜欢吃富含糖或坏脂肪的食物。这两种食物都具有致瘾性，让你欲罢不能，因而会让你的大脑发生萎缩。

接下来，我将分析意志力的作用。了解了食物如何绑架你的自控力，你就能更好地掌控意志力。

# 第2章　意志力不是问题所在

我认为，你完全可以将食物成瘾和毒瘾相提并论。哪怕是帮助人们降低食物渴求程度，也会对流行性肥胖病的消除做出巨大的贡献。

——美国默克制药公司代谢疾病研究所主任Tung Fong，
《芝加哥论坛报》，2005年

我的病人罗斯玛丽坐在我对面，双手紧紧抓着椅子扶手，说话快速而轻柔，几乎是喃喃自语。仿佛压低声音，那些话就不是真的。在此前的疗程中，罗斯玛丽一直不愿谈及自己的强迫性进食。今天，她终于愿意谈起自己经常偷偷地暴饮暴食。同许多人一样，她也对糖完全上瘾。

谈起自己拼命控制体重，她就说个不停："我觉得非常羞愧。我不知道怎么就到了这种地步。"她解释说，她在一家网络杂志社上班，负责写电脑软件评论。起初，她上班时偶尔吃块儿糖就能获得"糖快感"，帮助自己撑过压力最大的"截稿日期"。后来，她开始午餐吃甜点——巧克力饼、蛋糕或糖霜松饼。不知怎么一回事，午餐"犒赏"又延伸成了晚餐习惯，接着早餐又开始吃丹麦甜食，外加一块儿糖。现在，她基本上整天都在吃甜食。为此，她感到非常愧疚，说话时都不敢看着我的眼睛。

她陷入长久的沉默，双手依然紧紧抓住椅子扶手。我小心翼翼地说道："你觉得这都是自己的过错吧？"

"那能是谁的过错呢？没有人拿枪逼着我吃吧？"她勉强看着我的眼睛说。

我经常看到罗斯玛丽这样的内疚感，不管我的病人是挣扎于食物成瘾还是物质滥用。事实上，这两种情况背后的感受都极其相似。大多数人都喜欢力量感和掌控感。承认自己上瘾，会让我们觉得自己软弱而无助，就好像我们的命运突然被大脑化学物质控制，而不是由我们自己掌控。即使我们知道自己的大脑在萎缩，我们也感到无能为力。罗斯玛丽感到情绪低落和无所适从，这些迹象表明，她确实患有糖脑。

意志力不是问题所在。我的病人明白这一点后，他们往往会感到自由和宽慰。明白导致糖脑的是食物成瘾的大脑化学物质后，罗斯玛丽开始对自己更加宽容。

有一次，她告诉我说："也许是我太苛求自己啦。我以前觉得自己可以停止吃甜食，但不明白自己为何停不下来。你告诉我说，我其实是对糖生理成瘾。就像是一个'瘾君子'，我渴求更多的糖，越来越多的糖，如果我试着减量，就会觉得非常难受，简直受不了。"

她深吸一口气，"那就是说，这不只是意志力的问题。"她重复我对她说过的话，"我其实是出现了戒断反应。"

事实上，罗斯玛丽一直在做的，是快速而激进地戒断糖瘾，自然会产生不适和痛苦的症状，停止吃那些让大脑萎缩的食物的努力肯定会失败。在本书后面的部分，我将告诉你如何循序渐进地戒断糖瘾，从而让你的"糖脑康复方案"不会带来痛苦，甚至还会让你感到舒服。

不过，我们先来弄清楚对萎缩大脑的食物上瘾究竟是什么意思。

## 科学证据：食物成瘾确实存在！

2010年3月，斯克利普斯研究所发布了一项开创性的研究成果。研究人员给老鼠喂食含有大量糖和坏脂肪的培根、香肠、巧克力和奶酪蛋糕后，老鼠出现了典型的食物成瘾，这些食物引起的神经化学依赖性与可卡因一样严重。

在这项研究中，老鼠通过不同的方式进食那些让大脑萎缩的食物。有些老鼠同人类一样，每天进食时间限定为1小时；其他老鼠可以24小时进食培根和巧克力。限定进食时间的老鼠食量温和，能够保持体重；随时进食的老鼠则很快变得肥胖，并且食物成瘾。

令人吃惊的是，老鼠食物成瘾后会长期保持其进食习惯。研究人员撤掉垃圾食品，试图让老鼠恢复健康饮食，结果那些变胖的老鼠拒绝进食，几乎到了绝食的地步。为了吃到垃圾食品，它们甚至选择忍受电击的痛苦。它们对含糖和坏脂肪的食物的渴求程度，以及甘愿为此忍受痛苦的表现，同多个研究中对其他导致大脑萎缩的物质（可卡因和海洛因）上瘾的老鼠具有惊人的相似性。

借助特殊电极监控老鼠的反应，研究人员发现：含糖和坏脂肪的食物改变了老鼠的大脑化学环境，与可卡因或海洛因引起的改变几乎完全一致。过量的垃圾食品和其他种类的毒品都会导致大脑快感中枢过载。同罗斯玛丽一样，这些老鼠也需要不断摄入含糖和脂肪的食物才能获得"快感"。获得快感的频率越高，大脑萎缩就越严重。

我们会认为，食物成瘾是一个心理问题，因而会责怪自己不够坚定、意志力薄弱。然而，老鼠是不会有心理问题的，但其行为与食物成瘾的人完全相同。由于食物对大脑化学环境的改变，为了体验到快感，或者仅仅是为了拥有正常的感受，那些食物成瘾的肥胖老鼠对垃圾食物的生理需求越来越大。无节制地摄入垃圾食物，使它们变成了食物成瘾的"瘾君子"。

还有更加恐怖的问题：那些可卡因成瘾的老鼠停止吸毒后，仅过了两天，其大脑化学环境就恢复正常；而那些食物成瘾的老鼠用了两周时间，其大脑化学环境才恢复正常。食物成瘾对大脑的影响，在某些方面比毒品更为严重。毒品的触发因素可以有计划地减少到最低程度，但食物成瘾的触发因素是无处不在的。你活着，可以不需要毒品，但你肯定需要食物。

斯克利普斯研究所的这项研究表明，我们不能再把不健康饮食看作是一个意志力问题。毕竟，老鼠不会有心理问题、童年阴影等。它们只知道大脑化学物质传达的信息。那些肥胖老鼠得到的明确信息是：去吃培根和奶酪蛋糕。这项开创性的研究表明，食物成瘾和毒瘾都是同样的神经生物学机制的产物。这意味着糖和脂肪的致瘾性与可卡因是相同的。相较于瘾君子吸毒的频率，大多数人吃让大脑萎缩的食物的频率更高，因为他们每天每隔几个小时都必须"过瘾"。

斯克利普斯研究所的这项研究还表明：只要限量摄入，这些食物就不会掌控我们的生活。你可以学会同糖和坏脂肪只做"普通朋友"。那些每天进食一个小时，只吃培根和巧克力的老鼠，它们也吃了诱人的"负能量"食物，但有所限制，结果，它们并没有上瘾，体重也保持正常。事实上，它们的体重非常接近另一组从未摄入"负能量"食物、只吃鼠粮的老鼠。然而，那些24小时都可以吃高糖、高脂肪食物的老鼠，体重迅速增加。它们变得肥胖，体重迅速飙升、失控。

## 多巴胺：人体的"兴奋剂"

我们来仔细看看那些食物成瘾的老鼠的大脑发生了什么。我们每个人（老鼠也是如此）都会对大脑中的多巴胺做出响应——多巴胺是大脑生产的一种令人兴奋、激发活力的化学物质，可以让人获得快感和兴奋感。坐过山车、赌博或浪漫地约会的时候，你的多巴胺水平会升高；你感到无精打采、无聊透顶，是因为你的多巴胺水平已经下降。

第一次恋爱，你感到兴奋无比，就是因为多巴胺水平激增。可卡因激发的化学物质，也包括多巴胺。正因为如此，人们吸毒后才会感到异常兴奋、非常激动并能获得短暂的巨大快感。想到多巴胺带来的美妙感觉（不管健康与否），你很难不渴望随时拥有它。

但这里有一个问题：人体本来就不应该24小时保持快感，不管快感的来源是恋爱、可卡因还是别的东西。升高的东西，迟早得下降。过度兴奋肯定会带来失落感。

比如，你刚结束巴黎的首次游玩，返回工作的第一天，可能就会感到有些沮丧。文书工作显得单调，你最喜欢的电视节目也显得无趣。你只想回到那种多巴胺分泌的兴奋状态及那种让你心脏狂跳的新奇感。

同样，可卡因快感消退也会让人感到失落甚至痛苦。你会感到倦怠乏力、无精打采、全身虚脱。你得到的快感，通常会低于第一次吸食可卡因。

为什么会产生失落感呢？大多数情况下，这是因为身体储存的多巴胺被快速耗尽。经过几个小时的兴奋后，你的身体很难继续保持兴奋。储存的多巴胺被快速耗尽，甚至会低于通常水平。你感到无聊、无精打采、精疲力竭、失落。休息一段时间，身体才能生产更多的多巴胺。

理想情况下，我们的多巴胺水平是适宜的，既能让我们保持积极和快乐，又不会迅猛增加到会让人失落的程度。这才是让大脑获得生长的正常状况。但如果你像那些老鼠一样不停地摄入含坏脂肪的"令人兴奋"的食物，以此不断地泵送多巴胺，那会怎么样呢？你也会像它们一样逐渐对这些食物产生依赖性，不是为了获得快感，而是为了保持正常的感受。随着时间的推移，最终的结果就是大脑发生萎缩。

## 保持大脑平衡

我们的大脑有着奇妙的化学系统。它们的设计，是为了维持正确而稳定的化学平衡，从而让我们保持快乐和正常功能。我们的大脑几乎拥有战胜痛苦、面对挑战、享受兴奋或感到快乐所需的各种化学物质。

然而，如果某种生化反应改变了大脑的化学环境，就会引发各种问题。假设你吃了一块培根、奶酪汉堡或一大袋炸薯条，你就是在暗示大脑分泌更多的多巴胺，以便获得短暂的快感。

偶尔的放纵，也许不会有问题。但如果你过度摄入富含坏脂肪的食物，大脑的化学环境就会开始变化。分泌、接收和运送多巴胺的神经元会变得过载，继而受到损伤。它们运送多巴胺的效率会降低。因此，你需要越来越多的多巴胺，才能补偿因神经元受损而减少的多巴胺。

同时，大量摄入富含糖和坏脂肪的食物，会导致大脑紊乱。很快，大脑不再缓慢而稳定地自己生产多巴胺，而是"等待"这些化学物质带来大量的多巴胺。慢慢地，大脑开始依赖外来化学物质。它不再坚持自己稳定的内在节奏，而是对那些坏脂肪做出响应。

分泌多巴胺的神经元受损后，你需要更多的多巴胺才能感觉正常。外来化学物质——如奶酪汉堡中的那些坏脂肪——的摄入量必须越来越大。原本一个奶酪汉堡就能带给你多巴胺快感，现在你需要吃两个奶酪汉堡和双份炸薯条。随着时间的推移，你的大脑就会发生萎缩，腰围增大。大脑越萎缩，就越难远离那些带来多巴胺快感的食物，于是，你还得再吃一个奶酪汉堡。

坏脂肪→多巴胺过量 →神经元过劳→需要更多的多巴胺才能感觉正常→摄入更多的坏脂肪→神经元受损→需要更多的多巴胺才能感觉正常→摄入更多的坏脂肪→多巴胺过量→神经元受损加重→需要更多的多巴胺→大脑萎缩→摄入更多的坏脂肪……

正如那些暴饮暴食的老鼠所表明的，毫无节制地摄入不健康的食物会引起恶性循环。吃得越多，就越渴求。随着你的情绪管理能力降低，哪怕是为了保持正常功能，大脑也需要越来越多的外来化学物质。

连续半年每天吃一个油腻多汁的奶酪汉堡，然后突然改吃蔬菜沙拉配上鹰嘴豆、有机鸡肉和橄榄油，情况会怎么样？你的大脑化学环境会发生严重紊乱。一直是奶酪汉堡带给你大量的多巴胺，因此，现在你的大脑比健康的正常大脑需要更多的脂肪才能获得正常的多巴胺响应。蔬菜沙拉无法产生大量的多巴胺，于是，你的大脑变得僵化。它需要多巴胺，但无法自己生产，只能通过坏脂肪获得。你更难改变自己的饮食方式，因为大脑一旦萎缩，可能会引起脑雾，你会感到情绪低落、无所适从。

这就是糖和坏脂肪渴求产生的原因。蔬菜沙拉很美味，但如果它们不能提供大量的坏脂肪，你就感到无精打采、沮丧和抑郁。正如我们将在第3章读到的，你会像吸食可卡因的"瘾君子"那样出现事实上的戒断症状，包括睡眠障碍、记忆问题、注意力涣散和极度不适感。

你的大脑迟早会意识到必须自己生产多巴胺，因而会慢慢恢复生产能力。但你别忘了，前述研究中的那些老鼠用了多长时间才恢复正常饮食？整整两个星期。这正是大脑回归正轨所需的时间。

## 血清素：让人感到平静、安宁与积极

斯克利普斯研究所的研究并不是针对食物成瘾的唯一研究。2008年，另一项研究也证实，老鼠会对糖成瘾。该研究表明，老鼠的反应与人类极其相似：渴求甜食、戒断焦虑，接着疯狂吃甜食。

不过，这次老鼠渴求的不是多巴胺，而是血清素。血清素是一种"快乐"物质，能让人感到平静、安宁、乐观和积极。血清素水平低的人会感到焦虑、悲观和自卑。血清素水平低，会引起睡眠障碍、偏头痛、抑郁症以及慢性焦虑、强迫症等情绪障碍。有意思的是，海洛因成瘾者也经常报告说，他们在戒毒期间出现强烈的糖渴求。这表明海洛因促发的快感中枢与糖存在紧密的联系。

还有一点也很有意思：抑郁症确诊患者服用促血清素分泌的药物后，不但振奋起来，还开始对未来更加乐观、自信。由于大脑化学环境发生改变，他们不再说"我永远找不到工作""没人会雇用我"，而是会说"报纸上有则招聘广告看上去不错，我要去应聘"。或者，他们不再认为"我又胖又丑，没人会要我"，而是会说"我其实很不错，有很多好朋友。我对将来能碰到好伴侣充满信心"。血清素同我们的世界观、未来预期和自我感觉有着内在的紧密联系。

那么如何提升血清素水平呢？糖可以做到，但只是暂时性的。

面粉制品就是这样的食物，包括意面、饼干、谷物、面包和大米。我们在前面读到，那些提升多巴胺水平的不健康食物可以给予我们"糖快感"，但随之而来的肯定是"糖崩溃"。糖快感消退后，你会感觉更糟糕。要获得同等的快感，你必须不断加大糖的摄入量，最终也只能获得正常的感觉。你不得不继续吃那些让大脑萎缩、腰围变粗的东西。相反，健康食物含有各种身体所需的氨基酸、维生素和矿物质，有助于维持血清素水平，而且不会引起"糖崩溃"。

在本书后面部分，我将告诉大家如何自然地改变自我挑剔、消极、妨碍你拥有自爱的积极信息的思维模式。在本书的第四部分，我们将借助自我催眠为大脑潜意识植入积极的自我价值观念，同时采用认知行为疗法帮助大脑康复和生长。是否能产生积极的信息，是否能从别人口中听到并相信这样的信息，这与我们的大脑化学环境有着极为密切的关系。血清素水平低，你就无法听进赞扬或好建议，很可能还会感到绝望或焦虑。对于各种心理问题，提升血清素水平往往起着至关重要的作用。

我们大多数人都知道糖和淀粉让人感觉舒服，但我们会认为这是一种情绪性反应。也许是这样，但从根本上讲，它是一种生理性反应。在2004年进行的一项脑扫描研究中，科学家们发现：健康者看见或想到冰激凌，与吸毒者看见吸毒工具图片时大脑快感中枢所受刺激是相同的。摄入食物和想到食物既是情绪性体验，也是生理性体验。我们觉得自己食物成瘾，是因为我们本身就对食物生理成瘾。即使知道这些食物会让大脑萎缩，我们也无法停止吃它们。

节食减肥不起作用——解决食物影响大脑的方式才会有效。

没人是傻瓜。我们大多数人都知道，情绪低落、面对压力或失控的时候，吃东西不会解决任何问题。正因为如此，我们才讨厌自己未能坚持健康饮食。我们告诉自己说："我知道这个东西对我不好，但就是控制不了自己！我是怎么啦？我的意志为什么如此薄弱？"

好了，你现在已经知道，这根本不是意志薄弱的问题，而是你的身体在对大脑化学物质做出响应。过度摄入糖和坏脂肪，你的身体就被告知：停止自己生产多巴胺或血清素。同时，因为耐受性的产生，你必须不断加大这些诱人食物的摄入量才能感觉正常。突然戒掉致瘾食物，你就会像海洛因吸食者那样出现戒断反应。不过，与海洛因吸食者不同，你的戒断症状会持续两个星期，而不是两天。大脑越萎缩，改变会越困难。

从许多方面讲，大脑和身体的适应性也是问题的一部分。耐受性是大脑的一种自我保护机制。过量摄入糖和坏脂肪，你的大脑就会说："哇哦！如果继续分泌那么多血清素和多巴胺，肯定会出问题的。"限制每日热量摄入，身体的另外一种自我保护机制就会降低基础代谢率，因而燃烧的能量会减少。难怪节食减肥往往不起作用。"糖脑康复方案"饮食法则通过迂回方式解决问题。它排除了具有致瘾性的糖和坏脂肪，采取那些可以提升血清素和多巴胺水平的替代食物为你提供稳定的"快乐"神经递质。改变饮食模式，再加上轻断食，你的身体代谢就不会出现紊乱和减慢。

在第12章和第13章，我将详细讲解如何通过替代性食物和活动预防戒断反应、维持大脑化学物质平衡，这样，改变膳食、大脑生长的时候，你不会有缺失感和不适感。不过，我希望你现在明白为什么其他节食减肥法的效果不太好。它们都依赖于意志力。我们抱怨自己："要是我能自律，那该多好。要是我不那么懒惰、那么贪吃，那该多好！"长期采用阿特金斯、卡路里/碳水化合物计数、血型饮食热控等节食减肥法，我们会陷入精神错乱。你见过谁能常年坚持"零碳"或生酮饮食吗？我没有见过。长期而言，严格限制热量摄入通常是不太现实的。

采用某种节食减肥法，即使有一些效果，即使它会带来健康的食物选择和稳定的热量摄入，几个月后，你也可能会放弃。为什么？

同样，这不是因为你缺乏意志力，而是因为大脑没有获得生长所需的营养物质。缺乏必需的生理和情感支持，你的大脑就会渴求血清素（糖）和多巴胺（坏脂肪含量高的零食）。

如果你生活充满压力、长期感到焦虑或缺乏安全感，那你近期的血清素水平都很低，因而更难抵御糖的诱惑。同样，如果你感到生活乏味、受限，或者长期情绪低落、无精打采，那可能早在体重增加之前，你的多巴胺水平就已经下降。

## "糖脑康复方案"如何起作用

我要告诉你的，刚听上去会显得有些奇怪：继续摄入现在所吃的那些让大脑萎缩的食物。每餐都吃糖果？好的！实施"糖脑康复方案"的前两个星期，你可以继续吃糖果。

我的"糖脑康复方案"是基于渐进脱瘾法：逐渐添加有助于提升血清素和多巴胺水平的健康食物，然后再减少其他食物。我们生活在富饶之地，只要我们真正想吃，没有什么东西是不可获得的。

强迫自己突然节食，会引发体重增加的恶性循环，如下图所示。

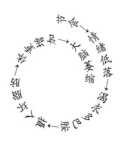 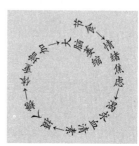

治疗戒烟，我会让烟瘾患者继续吸烟一个月，然后再戒烟。我知道，这听上去很奇怪，但这是有道理的。一个习惯的完全形成，需要28天的时间。因此，戒烟之前，我们应花28天时间来添加生活内容。我们会添加跑步、瑜伽、改善关系等内容。我们会开始尝试戒烟之后可以选择的替代方法，比如戒烟贴或戒烟药物，这些方法可以提升多巴胺水平，对抗尼古丁戒断反应，再加上自我催眠和认知行为技巧，就能确保戒烟方案获得持续成功。

你知道这个月里会发生什么吗？尼古丁成瘾者养成了新习惯，从中获得以前吸烟给予的那些神经化学物质。等到这些神经化学物质的水平提升后，他们才会戒断尼古丁。因此，他们几乎不会注意到尼古丁的缺失，因为他们能从其他许多渠道获得大量的多巴胺。

这个原则同样适用于食物，特别是糖。即使穿上束胃带，如果不解决大脑的问题，人们还是会感到痛苦和有缺失。他们仍然会渴求"快乐"食物，这些食物会带来快乐所需的化学物质，仅仅几个月后，他们就会像40％的人那样，无法继续坚持所推荐的新饮食。我们必须通过正确的食物和活动为大脑提供营养，否则，我们永远无法戒掉糖瘾。

"糖脑康复方案"解决的，就是大脑的化学环境问题，你将学会如何自然地提升多巴胺和血清素水平，获得你过去主要从食物中得到的安宁、平静、兴奋、快乐等感觉。大脑化学环境恢复平衡后，你依然会从食物中寻求快乐，但不会依赖它。最终，食物将回归其应有的位置。你的大脑和腰围会证明这一点。

## 摆脱糖的束缚

我还记得，第一次帮助一位病人摆脱食物成瘾。我和我的病人米歇尔——长期糖瘾患者——经过几个星期的努力戒掉了致瘾性的旧行为，建立起健康的新习惯。同所有康复过程一样，有一段时间，这个过程也进展艰难。米歇尔是一位勇敢的斗士，这一点没有任何疑问。尽管她还不到30岁，但已经经历了很多：同胃癌搏斗、交往过有暴力倾向的男朋友、不断更换毫无前途的工作。

最终，她找到了一份办公室工作，老板和同事都很赞赏她。她打算回学校继续求学。多年来，她第一次决定不再约会，认为这样才有机会找到自我、实现自我。最近，她加入了垒球队，开始经常自己做饭，基本达到了理想的体重。

一天，她跑进我的办公室，满脸笑容。我还没来得及问她最近的情况，她就开口说道："你永远不会猜到，我今天路过最喜欢的面包店的时候，我满脑子想的，是正在实施的这个康复方案会带给我什么好处，说服自己不要被诱惑，结果，我径直走过了面包店！我以前从未做到这一点，压根儿就没想过！我甚至告诉自己说，想去面包店就去吧，去吃个炸面包圈，这些日子一直严格执行康复方案，应该犒劳犒劳自己了。但你知道吗？我当时竟然不想吃炸面包圈。迈克博士，我简直不敢相信！我完全没想到自己不想吃甜食！"米歇尔摆脱了糖瘾，对她来说，这是一种美妙的感觉。

你也能这样吗？别担心，我可以保证没问题。如果你急于开始，请翻到本书第15章，直接开始实施为期28天的"糖脑康复方案"。不过，我希望你能读完3~14章的内容，因为你对自己的大脑和身体了解越多，做出的选择就会越好，实施这个方案也就会越有动力。

# 第3章 食物成瘾与糖脑

我的病人桑德拉身材高挑、妩媚动人，一头波浪金发自然地垂在肩上。她经常去健身房，在私人教练的指导下，每周上三次动感单车课和举重课。每天早上，她会精心准备健康的早餐（鸡蛋蛋白和半个葡萄柚）；每天下午，她会吃从家里带到办公室的沙拉和烤鸡肉。

然而，桑德拉却长胖了40多磅[1]，仅在最近三个月，她的体重就增加了15磅。

她尽力挤出笑容，显然有些难以启齿地告诉我说："有一段时间，我的情况还不错。我在采用一种新的节食法，不是阿特金斯饮食法，那是去年的事儿；前年，我采用的是迈阿密饮食法；三年前，我采用的是区域节食法！这次是全新的节食法，效果真的很不错！但只持续了一段时间……然后……"

她的说话声越来越小。我问道："怎么啦？"

她摇了摇头，淡淡地说："还是老样子。起初，这种新的节食法效果很好，我减掉了不少体重，但后来就出了状况——我的男朋友、妈妈或工作上的事情，我根本不清楚是怎么回事儿。突

---

1　1磅≈0.45千克。——译者注

然之间，不管我怎么努力，都无法再坚持这种节食法，然后就放弃了。我开始吃巧克力、培根、松饼和饼干。我很喜欢吃巧克力饼干，有糖霜的那种。然后，我减掉的那些体重发生反弹，还多长了5~10磅。接着，我又开始尝试新的节食法，减掉一些体重，感觉很棒，直到再次搞砸。"

桑德拉碰到的，是食物成瘾的常见情况：体重像悠悠球忽上忽下。凭借意志力，她强迫自己严格节食，忍受戒断高糖、高坏脂肪食物所引起的痛苦反应，似乎是戒掉了糖瘾。她继续采用健康饮食，体重下降，感觉很好。

接着，危机到来——不一定是什么重大危机，就是日常生活中的那些问题。有时候，是她和男朋友吵架；有时候，是妈妈对她提出新要求，或者老板要求的期限非常紧迫，或者信用卡还款压力越来越大。桑德拉的焦虑感与日俱增，心情忧郁，生活脱离正轨。这些痛苦感受很快就压得她喘不过气来，于是，只能通过吃甜食自我疗伤。随着时间的推移，她的大脑发生萎缩，因而更难选择健康的情绪反应。

正如我在"序言"中提到的，我本人也曾寻求甜食的慰藉。我认为，偶尔吃点儿饼干完全没问题。吃一块儿饼干，不会让你马上就食物成瘾，你的大脑也不会一夜之间就发生萎缩。

不过，桑德拉未能获得所需的各种营养物质，也没有改变致瘾性的行为和态度，因此，她很容易食物成瘾。生活顺利时，她可能会远离含糖和坏脂肪的食物；生活一旦不顺，她就会再次成为它们的"俘虏"。

甜食无处不在，因此，桑德拉面临的挑战尤为艰巨。与物质滥用者不同，她根本无法远离那些给她"快感"的场合。在单位的休息室、街角的商店、家人周末聚餐的地方或男朋友的公寓，她随时都能吃到那些让大脑萎缩的食物。在这些地方或场合，她可能会远离吸毒行为的不良影响，却无法远离甜食的诱惑。正如我告诉病人的，甜食是社会接受度最高的"毒品"，因此，战胜食物成瘾，与食物保持"正当"关系的难度会更大。由于大脑萎缩及其引起的强迫性行为，只要碰到某个触发因素，你几乎就不可能拒绝甜食。

## 危险的耐受性

成瘾的一大标志，是产生耐受性，即需要不断加大用量才能获得同等的快感。随着我们对致瘾物质的耐受性增强，我们就无法从中获得曾经的那种快感。我们必须加大用量才能得到那种快感，最终，我们只能从中获得正常感觉。你要感谢大脑对你的保护，这是大脑在调节神经化学物质的生产量。每次摄入糖和坏脂肪，如果你的大脑都释放同等数量的多巴胺和血清素，那你将面临更加严重的问题。

咖啡因成瘾可以让我们清楚地看到这个问题。起初，你喝一杯咖啡就会感到快乐和兴奋。连续几个小时，你都会感到很精神和清醒。接着，喝一杯咖啡几乎毫无效果，于是你不得不喝两杯。接着，你需要喝三杯咖啡，而且兴奋作用还不太明显。为了保护你，你的大脑已经对神经化学物质的生产量进行了调节。很快，你每天必须喝几次咖啡才能保持清醒。咖啡因不再是令人愉悦的温和兴奋剂，不喝咖啡，你就会感到疲惫不堪。

致瘾性食物也是如此。

起初，你只是喜欢吃这些食物。

接着，你需要它们。你依然喜欢它们，但不吃就会难受。

接着，你渴求它们，仅仅是为了获得正常感觉。你甚至不再喜欢吃，但不吃就会感到极度不适。

偶尔摄入那些让大脑萎缩的食物，会上瘾吗？当然不会。在斯克利普斯研究中，那些每天只进食一个小时的高糖、高坏脂肪食物的老鼠，完全没有食物成瘾。它们的大脑继续正常运转，因为摄入量少，不足以触发任何改变（同样，只要将咖啡因摄入量控制在健康水平，喝咖啡或茶也可以提供持续的能量支持）。这项研究虽然证实糖脑存在，但并未发现吃一次含糖和坏脂肪的食物，大脑马上就会萎缩。大脑最可能发生萎缩的，是那些整天不停摄入这些食物的人。

不过，在斯克利普斯研究中，那些毫无节制地摄入坏脂肪含量高的食物的老鼠产生了耐受性。它们吃得越多，就越渴求。这就是它们无法停止进食，也无法控制体重增加的原因所在。

## 脱瘾处方

我们为什么不能通过药物来调节大脑的化学环境？难道药物不能防止外来"兴奋剂"破坏大脑化学平衡？

物质滥用者需要经常使用替代药物。海洛因成瘾者要服用美沙酮；吸烟成瘾者要使用尼古丁贴剂；酗酒成瘾者和其他物质滥用者要服用抗抑郁药物——这些药物都有助于逐步戒掉致瘾物质。

替代药物可以预防或减弱戒断症状，帮助成瘾者减少痛苦，净化身体系统、恢复大脑化学平衡。

我们的"糖脑康复方案"遵循的就是这个有效原则！采用地中海饮食并结合有助于自然分泌健康的大脑化学物质的日常活动，可以帮助你逐步摆脱致瘾食物的控制。因此，你就能毫无痛苦地脱瘾，轻松恢复健康的新生活。

## 痛苦的戒断反应

除了耐受性，成瘾的另一大标志是戒断反应——戒掉身体依赖的致瘾物质后所出现的痛苦症状。在我的从医生涯中，我接诊过各种你能想到的毒品、食物或行为成瘾的病人。我非常清楚脱瘾康复过程有多么痛苦。

下面这些是最为常见的戒断症状，食物、酒精和毒品成瘾者都会饱受这些痛苦。你努力节食的时候，是否也出现过这些症状？

- 记忆问题
- 注意力障碍
- 睡眠模式改变
- 焦虑
- 抑郁
- 疲乏
- 对其他嗜好的依赖性增强
- 闷闷不乐

- 易怒
- 头痛

熟悉吗？难怪戒掉我们喜欢的食物会那么艰难！如你所知，随着大脑的萎缩，许多戒断症状还会加重。我们习惯性地认为，节食只是情绪问题或意志力问题，这些当然是重要的困扰，但与此同时，你还要痛苦地忍受严重的生理症状以及大脑化学环境失衡所引发的负面情绪。干吗不吃喜欢的食物，自我治疗这些症状？

稳定摄入糖和坏脂肪，如果能让你保持快乐，即使面临肥胖症、心脏病、糖尿病和癌症的风险，即使体重增加会带来各种负面感受，那可能也是值得的。不幸的是，由于耐受性和戒断反应，食物过瘾无法稳定地解决大脑化学环境失衡和大脑萎缩的问题。你随时都会渴求更多的食物，一旦减少摄入量，戒断症状就会出现。如果食物让你感觉是"监狱看守"，你是很难从中获得快乐的。

## 食物成瘾与悠悠球式节食

假设我们像我的病人桑德拉那样，忍受着巨大的痛苦和不适，撑过了两周的化学脱瘾，没有摄入糖和坏脂肪；假设我们像桑德拉那样不停变换节食法，不是一次，而是两次、三次甚至十多次。每种节食法，我们都只能坚持一个月、两个月或是半年，顺利度过了戒断反应期，也许还减掉了几磅体重。但我们迟早会发现自己又渴求高糖、高坏脂肪的食物，节食减肥以失败告终。我们马上又把让大脑萎缩的食物不停地往嘴里塞。

罪魁祸首同样是大脑化学物质。我们必须维持健康的血清素和多巴胺水平才能感到快乐，饮食不当或行为不当，它们的水平就会极大地降低。我们就会被迫放弃数周或数月的"自我治疗"。除非我们真正学会用更健康的替代食物，否则，我们随时都会因为诱惑而故态复发。大脑越萎缩，诱惑越强大。

## 我们天生就胖？——遗传学的真相

你是天生就胖吗？答案是肯定的，也是否定的。

没错，在体重的决定性因素中，超过1/3都与家族遗传相关。有关双胞胎和收养子女的研究表明：有亲缘关系的人，即使在完全不同的家庭中长大，他们的体重也往往非常接近。中度肥胖者（超重50~60磅）的一级亲属，其肥胖的概率是其他家庭的3~4倍。重度肥胖者（超重90~100磅以上）的一级亲属，其患上肥胖病的概率要比其他家庭的成员高5倍。这些相关性至少与遗传相关，而与家庭饮食习惯和情感模式无关。

但是，答案也是否定的。不管你家里其他人的体重如何，你不一定会变得肥胖，也不是非得节食才能保持身材。饮食、运动以及通过食物和活动为大脑提供化学物质营养，这些都会对你的身体代谢和体重起着巨大的作用。原因在于，改变饮食、增加活动量，肥胖基因是可以关闭的。

2010年，英国遗传学研究人员对2万多名年龄介于39~79岁的人进行了研究。他们得出的结论是：每天适度运动30分钟，肥胖的遗传性倾向就会降低40%。其他研究也得出了相似的结论。

因此，重要的是：不管你出生于什么家庭，只要遵循"糖脑康复方案"，学会如何让大脑生长，特别是每天按时运动，你完全可以拥有健康的体重。正确而适度的运动还可以为大脑提供化学物质，提升血清素和多巴胺的水平；空腹运动可以增加利于大脑生长的脑源性神经营养因子。这就是我所说的"双赢"方案！

## 了解饥饿

至此，我希望你已经明白：体重不健康，是身体在对大脑信号做出响应，与身体的营养需求毫无关系。

要同时应对身体、大脑和情绪问题，最好的方法是了解你的饥饿感——这是我让病人首先做的事情。我要求你也这样做。

我希望，你每次感到饥饿时都问问自己下面这些问题。不做评判，也不用羞愧，只需留意就行。

**我何时会感到饥饿：**

——发生不快的事情之后；

——发生快乐的事情之后；

——无聊时；

——休息时；

——觉得应该犒劳自己时；

——基于某种信号：电视节目播完、回家后等等。

**我饥饿时有何感受**：

——我突然就感到很饿；

——我感到有些饥饿，然后慢慢觉得很饿；

——我非常想吃东西或某些食物；

——我渴求食物；

——我平静而愉悦地期待吃东西；

——我总是感到饥饿；

——我总是盼着下一餐；

——我期盼的是食物本身；

——我期盼的是食物能带来的其他好处：休息、与家人或朋友相处的时光、有机会放下工作或离开屋子。

这些感受无所谓对错，尽管某些感受可能表明你的身体、大脑或精神没有获得所需的某种东西。例如，如果你总是感到饥饿，这可能表明你营养不良，也许是因为你过度节食、摄入过量的糖（引起血糖飙升，需要"饱腹感"，接着就会感到饥饿）或者大脑缺乏正确的化学物质。它也可能表明你生活中存在着未能得到满足的情绪性饥饿，但如我们所见，这不但是一个生理问题，也是一个大脑化学物质的问题。它还可能表明你大脑萎缩后很难改变饮食。

如果每餐都摄入健康的、促进大脑生长的食物，我们的饥饿感通常每隔两三个小时才会逐渐增强。"糖脑康复方案"所包含的食物，可以给你较强的饱腹感且持续时间较长。通过轻断食，很多人都能学会：不再一感觉有点儿饿就冲向厨房冰箱。每次学会忍受某种全新的不适感受，你都是在把这种感受变得正常和舒适。蔬菜纤维以及鱼肉和核桃所含的好脂肪可以确保食物缓慢蠕动。你开始倾听下丘脑发出的生理饥饿信号，而不是海马体和杏仁体存储的情绪性记忆。饱餐一顿后，我们至少六个小时不会感到生理饥饿，因为生理饥饿通常是缓慢到来的。然而，如果面对压力或皮质醇水平升高，你可能就不会感到饥饿。压力一旦消除，比如赶在截止日期前完成了某件事情，或者孩子不再哭闹，你可能就会感到非常饥饿。这是身体响应压力激素所激发的一种生理反应，但不一定表明你需要进食。

因为无聊、休息、完成任务或响应某种信号而吃东西，可能表明你并非真的需要吃东西。有一项研究对美国人和法国人的进食习惯进行了比较，结果显示：法国人饥饿时更有主见，他们会听从自己的身体信号而不是外在信号。相比之下，美国人则根据外在信号进食。例如，看完某个电视节目或其他人已经吃完东西，此时，美国人往往就会停止进食。

如你所见，要弄清楚何时、如何、为何感到饥饿以及如何做出最佳的反应，这是一个非常复杂的问题，没有简单的原则或答案。不过，留意自己何时、如何以及为何感到饥饿，有助于摆脱食物成瘾的控制。要留意你的身体、情绪、日程安排以及可能做出响应的各种信号。不要评判、责怪或期望自己做点儿什么，只需留意就行。

在实施为期四周的"糖脑康复方案"的过程中，我还会谈到饥饿与身体信号问题。在方案实施的后半段，随着你增加有利于提升血清素和多巴胺水平的食物和活动，你会注意到自己愿意做出改变的地方，你甚至会注意到某些改变已经自然地、逐渐地发生。

## 胃旁路术与胃束带术：能解决问题吗？

胃旁路术和胃束带术是通过外科手术改变胃的容量。你一口气只能吃少量的东西，可能只有一小盒酸奶的食量。如果胃容量大是你饮食失控的唯一原因，那胃旁路术和胃束带术可以起到很好的作用。

问题在于：只控制食量无法解决饮食过量的根本原因。如果你的大脑化学环境依然失衡——大脑仍然渴求血清素和多巴胺，那么，只是防止一次性吃得过多，是不会改变整个机制的。需要缩胃减肥手术的人，往往因为常年摄入糖和坏脂肪而发生大脑萎缩，因而更容易产生脑雾，感到情绪低落、无所适从。因此，他们需要解决问题的"工具"。

当然，这些手术有助于挽救生命。许多病态肥胖的人已经从中受益。但就我的专业知识来看，只做手术是不够的。如果你考虑接受这些手术，一定要结合认知行为工具和自我催眠，帮助自己解决情绪性饮食问题，重塑大脑。

事实上，许多病人接受缩胃减肥手术一年内，并没有遵循医生建议改变自己的行为。很多人要么不运动，要么没有坚持按照医生建议的饮食方案去做。我治疗的很多病人，他们接受这些手术后体重又恢复如初。如果是这样，他们很可能出现并发症，手术缩小的胃会胀大。

如果你考虑接受这些手术，那么，请先做好心理准备，然后再改变身体。可以去看心理医生，至少坚持几个月，弄清楚是否可以选择手术之外的其他方法。如果你认定手术是最佳的选择，那就要清楚如何做好心理准备。不要陷入极端思维，只盯着某个非此即彼的选择。如果你选择做手术，一定要结合其他策略，才能确保成功。

请记住：接受缩胃手术后，你从食物中获取的血清素和多巴胺会减少。因此，你更应该遵循本书建议的饮食方案和生活方式，确保从各种有益活动中获得更多"快乐"的化学物质，不再只依赖食物来维护大脑的健康。

## 奖赏响应

我还想告诉你成瘾的另一个方面。我们已经知道，甜食与血清素渴求相关，坏脂肪含量高的食物可以满足我们的多巴胺渴求。不过，碰到愉快的事情——受到表扬、吃健康大餐、享受美味甜品，我们也可以从中获得少量的多巴胺，就是那种"哇！好爽"的感觉。

只要做令人愉悦的事情，我们都会得到少量多巴胺奖赏。从我所给的例子可以看出，不管我们的行为是否良好，选择是否健康，我们都可以得到这种奖赏。它只是身体对快乐的一种认可方式——这种快乐感觉与它是否具有长期益处是没有关系的。

我们很多人都曾有过两性关系的纠结，我们知道这不对，即使知道以后会付出代价，但我们当时感觉很快乐。某个帅哥或美女朝你微笑或邀请你出去，即使不太现实或不太可靠，你也会感觉很棒，哪怕她可能爽约或让你失望，你也全然不顾。那点儿多巴胺给你的快感，让你很难想到以后的失落感。

同样，面对糖或脂肪的诱惑，我们吃下第一口——或者只是想象吃下第一口——就可获得少量的多巴胺快感，感觉会很爽。可以想象，接下来会发生什么，我们会感到胃胀、沮丧或讨厌自己，但我们眼前只关心这种大脑化学物质马上给予的快感奖赏。

正是因为多巴胺奖赏效应，即使已经生理脱瘾，我们也很难戒断致瘾物质。我们将在后面读到，哪怕只是看见或想到甜食，也会引起大脑的强烈响应。一想到即将到来的快感，多巴胺就开始起作用。即使我们已经生理脱瘾——不再有戒断症状、大脑开始恢复生长，多巴胺奖赏依然充满诱惑力，很难抗拒。

如何解决呢？多从事能带来奖赏和营养的其他活动，采用可以提升多巴胺水平的健康饮食，从而使得那些不健康的选择不再是多巴胺快感的唯一或主要来源。一旦你的身体和大脑知道有多种选择，你对成瘾物质的兴趣就会降低，甚至最终毫无兴趣。解决的办法，不是抵制它们或责怪自己上瘾，而是留意它们、了解它们，同时增加各种"快乐"选择。

脑容量越大，就越容易做出有益健康的选择。这正是"糖脑康复方案"的基本原理，也是它有效的原因所在。

# 第4章 渐进脱瘾的秘密

玛丽莎大步走进我的办公室，我感到她具有一种自然的力量。她身材矮小、满头黑发、充满热情，说话快速，如机关枪一般，口吻坚定而严肃。可以看出，这位新兴金融服务公司的联合创始人习惯于实干，而且雷厉风行。

我给玛丽莎解释食物成瘾的本质，以及大脑化学物质与肥胖之间的关系，她听得很专注，不停地点头。但是，我讲到渐进脱瘾的时候，她突然插话了。

"你说的是什么意思？我要花两周时间在膳食中添加健康的新食物，还可以继续吃那些不健康的食物？"她急促地说道，"迈克博士，我没有时间瞎闹。我是一个非常自律的人。你就告诉我怎么做吧，我都会照做的。"

我能看出，玛丽莎的冲劲和果断——这是她商业生涯中的巨大资产——实际上一直在阻碍她的减肥进展。她告诉我说，她曾经尝试过三个减肥计划，结果全都失败。我有种感觉：对于这三个减肥计划，她都是全力以赴、严格自律，采取了某种突然脱瘾的方式。然后，危机到来，她没有应对危机的资源。她的超强自律开始崩溃，于是故态复萌，又开始从最喜欢的食物中寻求安慰。接着，日程安排不太紧张的时候，她又开始寻求新的节食减肥法。

我不想被列入她的失败名单。更重要的是，我希望给她机会获得持久的改变。

我努力寻找能让她明白的措辞，然后说道："玛丽莎，你告诉过我，去年你戒烟了。你是突然戒掉的吗？"

她奇怪地看着我："当然不是。我用了戒烟贴。即便如此，也很难受，但我做到了。不管什么事情，只要下定决心，我都能做到。"

我告诉她说："真了不起。我很高兴地看到，你在戒掉尼古丁的过程中给了自己大量的支持，并且提高了多巴胺水平。这正是我帮助你戒掉糖瘾的方法。我们需要给你大量的支持，建立起健康的习惯，减轻戒断反应的痛苦。这就是渐进脱瘾法。"

玛丽莎惊讶地盯着我，然后迅速做出了决定。她张开手臂，做出屈服的姿势，说道："好的。我们开始吧。"

## 什么是渐进脱瘾法？

正如我告诉玛丽莎的，所谓渐进脱瘾法，就是循序渐进地用新习惯替代不健康的习惯，逐步戒除坏习惯，从而避免可能出现的戒断症状。渐进脱瘾法的一个明显例子，是吸烟者使用尼古丁口香糖、戒烟贴或其他药物。这些方法可以逐渐降低尼古丁的摄入量，有助于恢复因吸烟而减少的多巴胺等大脑化学物质的生产，从而减轻戒断反应引起的痛苦。

同样，"糖脑康复方案"还允许你继续吃那些导致大脑萎缩的食物，因此，你不会感受到任何戒断症状。我们在前几章读到，致瘾食物会抑制身体生产血清素和多巴胺的能力，随着时间的推移，大脑就会发生萎缩。因此，停止摄入致瘾食物，就会出现痛苦的戒断症状，你甚至会更加渴求它们。如果你感到情绪低落、无所适从和焦虑——大脑萎缩导致的结果，那你几乎不可能抗拒或改变自己的饮食方式。

采用渐进脱瘾法，你完全不会感受到任何戒断症状。其原因在于：你在日常习惯中加入了新的食物、活动和思维模式，因而重要的大脑化学物质的生产能力得到恢复。实施"糖脑康复方案"期间，你采用的饮食富含 $\Omega-3$ 脂肪酸、氨基酸、维生素和矿物质，可以支持血清素和多巴胺的生产。空腹运动会促进脑源性神经营养因子的生产，因而有助于大脑生长。因此，即使你开始减少摄入致瘾食物，你的身体也可以获得所需的血清素和多巴胺。脑容量越大，快乐感会越强，冲动感会越弱。渐进脱瘾法可以让你轻松而舒适地摆脱成瘾物质、重获自信。

你知道吗？至少需要接触10次，你才会接受一种新的健康食物，然后逐渐对它产生渴求。正因为如此，"糖脑康复方案"才要求你在28天内添加多种健康食物。这段时间，就是让你的身体逐渐摆脱腊肠比萨饼、开始渴求三文鱼，逐渐摆脱饼干和炸面圈、开始渴求蓝莓和菠菜。腊肠比萨饼、饼干和炸面圈所含的饱和脂肪、面粉和大量的 $\Omega-6$ 脂肪酸会导致大脑萎缩；三文鱼、蓝莓和菠菜所含的 $\Omega-3$ 脂肪酸、氨基酸、抗氧化剂、维生素和矿物质能让大脑保持最佳状态。健康食物将逐渐而自然地替代不健康的食物，因此，你完全不会出现戒断症状，也不会有缺失感。

渐进脱瘾法是基于这样的理解：人的大脑需要一个月的时间才能养成某个习惯。因此，在实施"糖脑康复方案"的28天时间里，你将逐步养成健康的新习惯——这些新习惯，早在你必须摒弃不健康的旧习惯之前，就已经开始培养！上班午休时散步5分钟或去咖啡馆吃健康午餐，都将变成你的日常生活习惯。你将惊喜地发现，自我催眠可以重塑你的大脑，从而让你很容易把这些改变融入日常生活。你的脑容量越大，这些改变就越容易维持。

## "负能量"与"正能量"

渐进脱瘾法的成功，取决于"糖脑康复方案"的两大方面："负能量"与"正能量"。

所谓"负能量"，是指那些会给人带来快乐、健康和能量的大脑化学物质的供给量降低，并最终导致大脑萎缩的食物、活动和思维模式。"负能量"食物——高糖、高坏脂肪食物——可以暂时提升血清素和多巴胺的水平，但快感消退后很快会出现"糖崩溃"。我们已经知道，这些食物会削弱上述重要大脑化学物质的生产能力，随着时间的推移，你的大脑就会发生萎缩。

"负能量"活动是指那些降低重要大脑化学物质的生产能力、导致大脑萎缩的各种行为。我们在第三章读到，压力过大，压力激素皮质醇水平就会升高，进而血清素和多巴胺水平会降低。抑郁同血清素和多巴胺水平低具有相关性。同糖一样，抑郁也会使大脑萎缩。长时间参加无聊的工作会议、和非常挑剔的家人一起难受地吃午餐、同某个对你不好的人谈恋爱，这些都可能是"负能量"活动，会引起血清素或多巴胺水平降低。你可能无法随时远离这些活动，但你至少要意识到，必须补充大脑化学物质才能消除它的危害。

关于"负能量"思维模式，我将在后面详细讨论。通常，这些"负能量"思维很难识别，特别是我们已经对它习以为常。但如果摆脱这些"负能量"思维，你将惊讶地发现自己会快乐得多，生活也会美好得多。

"正能量"则是"负能量"的反面，是指那些有助于提升血清素和多巴胺水平，促进大脑生长并提供身体、心理和精神所需的生理和情绪滋养的食物、活动和思维模式。"糖脑康复方案"所推荐的饮食，包含大量的抗炎性 Ω−3 脂肪酸、氨基酸、维生素和矿物质，有助于维护大脑健康。每天摄入无糖有机酸奶、浆果、三文鱼和新鲜蔬菜，就是对自己大脑的呵护，帮助自己获得平静、精力充沛的感觉和乐观的生活态度。

"正能量"活动也可以促进大脑化学物质的生产。快步走、冥想5分钟、和朋友煲电话粥、学习有趣的新东西，这些行为都可以提升血清素和多巴胺水平，促进大脑的生长。空腹运动可以促进脑源性神经营养因子的生产，为大脑生长快速"充电"。

"正能量"思维模式可以进一步提升血清素和多巴胺水平，让你感到积极和快乐。在第14章，我将帮助你认识7种具有强大"正能量"的思维模式，并用来替代7种"负能量"思维模式。

你可以分两步走：

1. 增加生活中的"正能量"食物和活动；
2. 逐渐减少"负能量"食物和思维模式。

就这么简单。生活中充满有助于大脑生长的食物、活动和思维模式，你会发现很容易放弃那些导致大脑萎缩、食物成瘾和腹部脂肪堆积的"负能量"食物和思维模式。生活充满"正能量"，清除"负能量"就更加容易。你还会发现，保持腰围苗条和大脑敏捷是多么容易。

## 为什么其他节食法会失败，"糖脑康复方案"会有效？

如果你同大多数人一样，那"负能量"食物就会成为你日常生活的一部分。随着大脑发生萎缩，你就无法摆脱糖瘾，反而更加渴求甜食。我敢说，拿起这本书的时候，你肯定反复试过控制自己的热量摄入或食物分量，结果都毫无作用。同绝大多数人一样，你肯定试过一种又一种的节食减肥法，但都没有获得长期的效果。

为什么其他节食法都没有效果？正如我们在前几章读到的，这是因为它们无法让你摆脱食物成瘾、专注于促进大脑生长的食物和活动。你会发现，"糖脑康复方案"并没有严格控制每日碳水化合物或卡路里的摄入量。为什么？因为有些节食法采取的是由外而内的方法，对你施加外在的限制。而且，它们没有解决大脑化学环境失衡的问题，因而无法消除"负能量"食物突然减少可能引发的戒断症状。你会立即恢复摄入那些导致大脑萎缩的食物。

更糟糕的是，长期而言，这种由外而内的方法注定会失败，因为不解决食物成瘾问题，你就会不断渴求那些暂时提升血清素和多巴胺水平的"负能量"食物。生活顺利时，你也许能抵御它们的诱惑；生活一旦出现压力或重大挑战，你就会向过去那些"负能量"食物寻求慰藉，从而加重食物成瘾。随着时间的推移，大脑越萎缩，改变就越困难。

这会带来什么结果？你会感到绝望，认定自己是一个失败者，指责自己意志薄弱。这些"负能量"思维会让你陷入糖脑的恶性循环。为了获得血清素和多巴胺，你会摄入更多的致瘾食物。大脑继续萎缩，腰围继续变粗。大脑越萎缩，越可能出现脑雾，你也越容易感到情绪低落、无所适从。最终，你会觉得自己根本无法改变。

相比之下，"糖脑康复方案"是由内而外地起作用。只有觉得自己准备好了，你才需要舍弃那些"负能量"食物。正因为如此，实施本方案的前两周，我甚至不会建议你减少任何食物。你可以继续摄入糖、面粉以及促炎性的大豆油、谷物和油炸食品。我还走得更远——我不希望你减少任何食物，只需增加"正能量"活动以及水果和蔬菜的摄入量。摄入各种维生素和矿物质，有助于身体将氨基酸转化为"快乐"物质——血清素和多巴胺，还能有效帮助你将促炎性饮食转变为抗炎性饮食。原有的那些饮食、思维和感觉方式就会自动消失。

在膳食中添加新食物，可以从根本上解决糖脑问题。"正能量"食物有助于恢复大脑化学环境平衡，从而让你戒掉食物成瘾。摄入富含 $\Omega$-3 脂肪酸和氨基酸的食物，可以改善你的情绪。轻断食、空腹运动，可以减掉脂肪，增加脑源性神经营养因子。随着大脑的生长，这些"正能量"食物还有助于提升你的生活质量。你将拥有理想的身体、大脑和生活。

完成"糖脑康复方案"后，你将发现自己对那些导致大脑萎缩的食物的成瘾性渴求减弱。由于你是由内而外地努力，突然之间，你就可以坚持控制饮食。你开始为大脑提供生长所需的化学物质，你会发现自己的食量降低。你的身体已经恢复到正常水平。研究表明，偶尔摄入"负能量"食物不会让人成瘾，也不会立即导致大脑萎缩，因此，你不必禁食任何食物。"我再也不吃糖了"，这句话有时会让你更想吃糖！

## 糖脑康复方案：28天渐进脱瘾法

这个方案如何操作呢？我们来看看"糖脑康复方案"28天的操作概览。

**第1周**

**正常饮食，**不减少任何食物。先添加，再减少。

**至少摄入7份水果和蔬菜。**它们可以确保你获得生产血清素和多巴胺所需的维生素和矿物质，同时维持大脑生长和功能。

**每天至少摄入1份富含Ω-3脂肪酸的食物。**它可以确保你摄入更多的、促进大脑生长的抗炎性好脂肪。

**本周选择1餐不吃或吃代餐。**你可以完全不吃这一餐，也可以用骨头高汤或蔬菜高汤代替这一餐。

**做1次空腹运动。**要在没吃或吃代餐之后、吃下一餐之前进行空腹运动。大部分人更喜欢做空腹有氧运动，也可以做强度适中的其他运动，时间不少于30分钟。

**每天做1次"正能量"活动。** 根据本书第二部分的自我测试结果，我将为你提供一个有助于补充所需神经化学物质的活动清单。如果需要同时补充血清素和多巴胺，可以交替进行：一天做血清素"正能量"活动，一天做多巴胺"正能量"活动。

第2周

**正常饮食，不减少任何食物。**

**至少摄入7份水果和蔬菜。** 它们可以确保你获得生产血清素和多巴胺所需的维生素和矿物质，同时维持大脑生长和功能。

**每天至少摄入1份富含Ω-3脂肪酸的食物。** 它可以确保你摄入更多的、促进大脑生长的抗炎性好脂肪。

**本周选择两餐不吃或吃代餐。** 你可以完全不吃这两餐，也可以用骨头高汤或蔬菜高汤代替。一个晚餐及第二天早餐不吃或吃代餐，或者间隔两餐不吃或吃代餐：早餐和晚餐；两个早餐；或者两个晚餐。

**至少做1次空腹运动。** 要在没吃或吃代餐之后、吃下一餐之前进行空腹运动。大部分人更喜欢做康复有氧运动，也可以做强度适中的其他运动，时间不少于30分钟。

**每天做2次血清素或多巴胺"正能量"活动。** 同"正能量"食物一样，如果你同时缺乏血清素和多巴胺，可以每天分别做一次。

第3周

"负能量"食物的每日摄入量不超过3份。每份"负能量"食物的热量不超过300卡路里，因此，从导致大脑萎缩的糖（各种形式）和坏脂肪中摄取的总热量不超过900卡路里。

至少摄入7份水果和蔬菜。它们将确保你获得生产血清素和多巴胺所需的维生素和矿物质，同时维持大脑生长和功能。

每天至少摄入1份富含Ω-3脂肪酸的食物。它可以确保你摄入更多的、促进大脑生长的抗炎性好脂肪。

本周选择3餐不吃或吃代餐。一个晚餐、第二天早餐再加一个早餐或晚餐不吃或吃代餐。如果这过于困难，可以间隔三餐不吃或吃代餐：三个早餐；三个晚餐；两个早餐和一个晚餐；一个早餐和两个晚餐。

至少做2次空腹运动。要在没吃或吃代餐之后、吃下一餐之前进行空腹运动。大部分人更喜欢做空腹有氧运动，也可以做强度适中的其他运动，时间不少于30分钟。

每天做3次血清素或多巴胺"正能量"活动。如果你需要同时补充血清素和多巴胺，可以交替进行：两次血清素"正能量"活动、一次多巴胺"正能量"活动；一次血清素"正能量"活动、两次多巴胺"正能量"活动。


第4周

"负能量"食物的每日摄入量不超过2份。请记住：每份"负能量"食物的热量不超过300卡路里，因此，从导致大脑萎缩的糖（各种形式）和坏脂肪中摄取的总热量不超过600卡路里。

至少摄入7份水果和蔬菜。它们将确保你获得生产血清素和多巴胺所需的维生素和矿物质，同时维持大脑生长和功能。

每天至少摄入1份富含Ω-3脂肪酸的食物。它可以确保你摄入更多的、促进大脑生长的抗炎性好脂肪。

本周选择4餐不吃或吃代餐。一个晚餐及第二天早餐不吃或吃代餐，重复两次。或者，一个晚餐、第二天早餐再加两个间隔的早餐或晚餐不吃或吃代餐。或者，间隔四餐不吃或吃代餐：四个早餐；或者早餐和晚餐相结合。

至少做2次空腹运动。要在没吃或吃代餐之后、吃下一餐之前进行空腹运动。大部分人更喜欢做空腹有氧运动，也可以做强度适中的其他运动，时间不少于30分钟。

每天做4次血清素或多巴胺"正能量"活动。如果需要同时补充血清素和多巴胺，可以每天分别做两次。


保持期

继续保持第4周的那些做法。


## 想走捷径？

我希望你认真读完本书的所有内容，因为我认为：越了解食物影响大脑的方式，就越能主动地实施"糖脑康复方案"并取得效果。

不过，如果你急于开始，只关心具体的做法，可以按照下面的指引快速读完本书：

完成第5章和第6章的自我测试。它们可以帮助你弄清楚自己是否缺乏血清素或多巴胺。

基于你对自己身体化学状况的了解，请查看第12章的"正能量"食物和第13章的"正能量"活动清单。尽量多选择，并把它们纳入自己的日常饮食和生活。

查看第4章的操作概览。正确选择不吃或吃代餐的数量以及空腹运动的次数，并把它们加入为期28天的康复方案。

这些都是基本的做法。加入"正能量"食物和"正能量"活动、轻断食和空腹运动，并在接下来的28天里逐渐增加数量；方案实施两周后，逐渐减少那些导致大脑萎缩的"负能量"食物，直到每天所吃"负能量"食物不超过2份（每份"负能量"食物的热量不超过300卡路里，因此，从"负能量"食物中摄取的总热量不超过600卡路里）。

## 微调大脑化学环境

至此，你已经明白糖脑的基本原理及其康复方法，现在我们来分析具体的细节。我们将进入第二部分，弄清楚你需要提升哪些大脑化学物质以及具体的做法。

不过，让我们先来看看我的母亲卡罗尔的成功故事。

### 糖脑康复：卡罗尔的故事

有人说："要让别人相信，真正的检验是你是否会把它推荐给自己的母亲。"我的答案是：绝对会！我让我的母亲试验了为期28天的"糖脑康复方案"。我俩过去的饮食方式很相似，因此，我清楚她的大脑很可能也发生了萎缩。如果能减掉脂肪，她会感觉更好、更健康。

我的母亲对此感到非常兴奋。几个月来，她一直在实施基于热量计数的节食减肥方案，最近体重有所减轻，但很快就陷入瓶颈期。对于通过控制每日热量摄入来减肥的人而言，这种现象并不少见。我的"糖脑康复方案"是基于微调后的地中海饮食，我本人曾获得惊人的效果，因此，我对它的效果充满信心。

为了得到体重、肌肉量和体脂的准确数据，我通过注册为母亲赢得了体成分测量仪（Bod Pod）——一种测量身体成分的胶囊状仪器。如你所知，体脂越少，脑容量就越大。如果她的肌肉量增加而体脂下降，那她的脑源性神经营养因子（一种生长激素，可以让因为糖而萎缩的脑区恢复生长）也会增加。

完成为期28天的"糖脑康复方案"后，我的母亲给我发来一封电子邮件："我和乔治今天吃了中餐。我们没有吃蛋卷、米饭和馄饨。我们点了很多素菜和蔬菜汤。"她还在邮件中说："我的体重下降了。衣服更合身，我现在要买14号的衣服。我过去穿16号。进步不小。

"断食没有我想象的那么困难。我现在能做更好的选择——不完美，但是更好。我的体形明显改善。我喝更多茶水或水。我睡得很香，就跟婴儿一样。我在游泳馆结识了一位新朋友。

"我期待着检测结果。我不指望有奇迹发生，但我的感受已经得到提升。"

她是我的母亲，自然会在邮件中偏袒我。那我们来看看公正的检测结果吧。

实施"糖脑康复方案"之前

日期：2018年6月7日

体重：174.8磅

体脂：77.6磅（44.4%）

肌肉量：97.2磅（55.6%）

完成为期28天的"糖脑康复方案"之后

日期：2018年7月8日

体重：170.6磅

体脂：72.7磅（42.7%）

肌肉量：97.9磅（57.3%）

完成一个月的保持期之后

日期：2018年8月7日

体重：165.9磅

体脂：67.5磅（40.7%）

肌肉量：98.4磅（59.3%）

总减重量：8.9磅

体脂总减重量：10.1磅

要点：短短几个月，我母亲的体重就明显降低。更重要的是，她不但减掉了脂肪，还增加了肌肉量。这可能是因为她在日常锻炼中加入了间歇空腹减肥训练，作为日常游泳锻炼的补充。如果你无法检测身体成分，那就要知道：有时候，体重秤上的读数可能变化不大，或者根本没有任何变化。但如果你遵循这个康复方案，即使体重秤读数没有变化，你的脂肪也可能已经减轻。如果你有时间和金钱去做身体成分检测，那就做吧。Bod Pod或Dunk Tank（另一种准确检测体脂的方法）每个检测期的花费通常为25~50美元。

我在本书"28天日志"中加入了每周腰围测量，供你自由选择。只要腰围数据有所减小，就会极大改善大脑的健康状况（更不用说身体的健康状况）。

我母亲的情绪得到改善，这表明："正能量"活动很可能已经提升了她的血清素和多巴胺水平。

现在，我能看出我母亲饮食方式的变化。我回家度假，她把橄榄油烤蔬菜当成点心。这可是很大的进步，因为在我的童年记忆中，我家必吃的蔬菜是：西蓝花。一小颗西蓝花，加入坏脂肪含量高的奶酪，上面再撒一些苏打饼干屑。我看见她喝的是纯净水和甜菊糖汽水，不再喝含有阿斯巴甜或蔗糖素的汽水。我的母亲气色更好，感觉也更棒。我很自豪，也不再那样担忧她的健康。

第二部分

# 饮食与大脑健康

# 第5章 感到焦虑：缺乏血清素

我们在第一部分读到，血清素是重要的大脑化学物质，对许多身心功能都起着至关重要的作用。这种镇静性物质可以缓解紧张、给人慰藉、振奋心情。血清素水平高，我们就会对完成目标和战胜困难保持乐观和充满希望。血清素水平低，我们就会感到焦虑和恐惧，对自己本来可以完成的目标也感到悲观。

血清素对大脑的重要性，可以从血清素水平严重偏低的人身上得到最好的说明。人们发现，有纵火、攻击、谋杀等暴力行为史的人，其血清素水平极低。自残、自杀等自我导向的暴力行为，也和血清素水平低相关。强迫症、慢性疼痛、慢性消化疾病、酗酒、睡眠紊乱、慢性疲劳综合征、偏头痛、丛集性疼痛、进食障碍等问题也都与血清素水平低具有相关性。

因此，如果你感到焦虑、沮丧或绝望，特别是饥饿的时候，这并不能说明你性格懦弱或有性格缺陷，而是你的身体极度缺乏血清素。解决办法不是自责、限制或质疑自己，而是"喂饱"自己！实施为期28天的"糖脑康复方案"，增加"正能量"食物和活动，你的身体、大脑和精神都会从中受益。你会惊讶地发现（也许是这辈子第一次发现），你不再感到饥饿，你会拥有饱腹感、满足感和安宁感。

## 你缺乏血清素吗？

根据我的个人观察和临床观察，绝大多数美国人都缺乏血清素，这就是甜食对我们有那么大控制力的原因。我们的文化是快节奏文化，我们整天都痴迷于那些令人恐惧和忧虑的新闻报道，结果只是增加了大多数人的不确定感。同几十年前相比，现在的人更可能独自生活，因而更感到孤独。上班的父母整天忧心忡忡，尤其是负责照顾孩子的单亲母亲或父亲。好在这些问题是可以解决的。

解决问题的第一步，是认清问题。找出生活缺失什么，就知道生活需要增加什么，继而就能拥有宁静、希望和安宁感。只要增加那些维持血清素生产的"正能量"活动和食物，针对性地解决深层次的情绪问题，我们就会欣喜地发现：同食物成瘾的抗争不再是持久战。因此，请迈出这第一步，弄清楚自己大脑化学环境的状况。完成下面的自我测试，看看血清素水平低是否就是你有糖脑的内在原因。

### 全面了解状况

不管这个自我测试的结果如何，都不要止步于此。你可能还缺乏多巴胺。不管你的"血清素自我测试"得分是高是低，都要完成第六章的多巴胺自我测试，以便全面了解自己大脑化学环境的状况。你必须同时具备这两项评分，才能选择最适合自己的"糖脑康复方案"。

## 你是否缺乏血清素：自我测试

请对下列各题进行评分：

从不：0分　很少：1分　有时：2分　经常：3分　总是：4分

1.我感觉自己不够宁静、安宁或平静。

2.情绪低落时，为了获得慰藉，我想到的振作方法包括：看心理医生、冥想、做瑜伽、散步、看浪漫电影、听轻音乐或与人聊天。

3.我喜欢喝茶或喝酒。

4.心情不好时，我渴望吃糖、质感柔和的食物（如冰激凌）、温暖的食物（如汤）或熟悉的食物。

5.我不喜欢东西乱放。

6.我不喜欢别人迟到。

7.我怀疑自己，不知道自己是否足够优秀、是否能实现目标。

8.我经常不明白，为什么其他人的生活那么井井有条。

9.我经常感到孤独。

10.我更喜欢压力不太大的工作，或者独自工作，没有竞争、要求或高风险。

11.我喜欢做菜款待他人。

12.别人吃东西的时候，出于礼貌，我也会吃。

13. 我容易受惊吓。

14. 我经常陷入焦虑的情绪。

15. 我感到害怕。

16. 我感觉身体很紧绷，尤其是颈部、背部、双肩、太阳穴或下巴。

17. 我有偏头痛或经常性头痛。

18. 身体出现症状时，我担心自己可能得了不治之症。

19. 我很难入睡。

20. 我不喜欢安静坐着。我喜欢走来走去，手不空着，嘴巴不闲着。我嚼口香糖、剔牙、抽烟、吃糖、针织、玩弄头发或其他事情，让自己不闲着。

21. 我经常感到紧张不安。

22. 我经常感觉事情不会顺利。

23. 我通过吃东西让自己平静下来。

24. 我经常感到不堪重负。

25. 我不喜欢改变。

26. 我认为自己是一个逃避冲突或讨好他人的人。

27. 事情不顺时，我很难看到希望和可能性。

28. 我有焦虑症、惊恐发作、强迫症、厌食症、广场恐惧症或恐惧症等病史。（如果没有，评分为0；如果有，评分为4。）

**评分**

第28题得分：＿＿＿＿＿

将此题得分乘以3。

$× 3 =$ _____（A）

将第1题至第27题的得分相加。

总和：_____（B）

如果你是女性，C项得分为5；

如果你是男性，C项得分为0。

_____（C）

A+B+C= _____（D）

你的总得分为：_____

---

## 做这个测试，你就感到焦虑？

如果是这样，请不用担心。这是完全正常的反应，尤其是当你缺乏血清素的时候它并不意味着你有什么问题。它只意味着你对压力的默认反应方式是焦虑。

好消息是：不管得分如何，你都可以找到解决的办法——这些办法并不困难，甚至还可能很有趣。请记住：所谓渐进脱瘾法，是你可以继续吃喜欢的那些东西，同时将提升血清素的"正能量"食物、活动纳入你的膳食和日常生活。增加"正能量"食物和活动，可以有效消除焦虑、改善感受。因此，请深吸一口气，慢慢吐出，然后继续阅读你的结果评估。

### 你是否缺乏血清素：结果评估

**0~20分：不缺乏血清素——满足、安宁**

恭喜你！你的血清素水平是健康的，你已经知道如何保持健康的血清素水平。你拥有平衡的大脑化学环境，感到幸福、自信与安宁。继续阅读本章的其余内容，了解如何识别自己的口头禅以及"糖脑康复方案"的其他要素。然后阅读第6章，看看自己是否缺乏多巴胺。

### 21~36分：缺乏血清素——经常性中度焦虑

如果你的评分介于这个范围，那你的焦虑是可控的，不过，你完全没必要活得如此焦虑。你可能意识到自己因为焦虑而不快乐，或者已经习惯了焦虑，因而根本没想过要减少焦虑。好消息是：通过渐进脱瘾，摆脱引发焦虑的食物和思维模式，你就会让自己感觉更好。请继续阅读本章其余内容，获得更多的信息。

### 36分以上：严重缺乏血清素——随时性中、重度焦虑

评分超过36分，表明你的血清素水平已经非常低，自然会严重缺乏血清素。你随时都会渴求那些让大脑萎缩的甜食，还可能出现与进食时间和方式相关联的情绪波动。你会感到沮丧、气馁或绝望，情绪和食欲完全失控。请不要再责备自己。你只是在尽力补充大脑化学物质，但缺乏有效的工具，既能帮助你补充大脑化学物质，又能促进大脑生长。现在，你拥有了这个工具——"糖脑康复方案"，它将帮助你恢复大脑化学环境平衡，同时又不会产生缺失感。祝贺自己开启糖脑康复的征程吧。请读完本章中具体而实用的建议，然后开启你的康复征程。

注意：如果你的A项得分不为0，或者总得分超过40分，那我强烈建议你在健康专业人士的指导下实施"糖脑康复方案"。你很可能需要他们的帮助。更多的信息，请阅读本书附录2的内容。

## 血清素与身体

如果你刚发现自己缺乏血清素，那可能就会明白自己问题缠身的原因。血清素水平低，会引起焦虑、抑郁、自卑等心理问题，还会引起睡眠障碍、消化不良、疼痛等生理紊乱。血清素不但对大脑健康至关重要，对整个身体的健康也起着极其重要的作用。

例如，血清素和褪黑素共同作用，对入睡、持续睡眠和深度睡眠发挥着核心作用。我们经常在深夜渴求甜食，就是我们的身体在寻求这种重要的大脑化学物质，以帮助我们自然入睡。问题在于：甜食的助眠作用方式与睡前饮酒是相同的。两者都能催生睡意，但长期而言，它们其实会妨碍深度睡眠，因而第二天无法保持头脑清醒和精力充沛。它们可以帮助你入睡，但如果采用甜食助眠，"快感"一旦消退，你可能会半夜醒来。健康而持续的血清素供应，对良好的睡眠起着至关重要的作用。

消化也依赖于血清素，其中大部分血清素产自肠道。血清素有助于腹部肌肉收缩，从而推动食物通过胃肠道。肠易激综合征等多种消化疾病可能都与血清素水平低有关。

最后，血清素还是为人熟知的镇痛物质。正因为如此，血清素水平低的时候，我们往往会感到疼痛，更容易因为身体的任何不适而变得虚弱。也是这个原因，即使慢性疼痛病人没有诉说抑郁症状，医生也会开提升血清素的抗抑郁药物处方。

我不是希望你不去担心这些可能的疾病，不过，我确实希望你明白：血清素水平低，就很难保持健康的身体功能。身体不适就想吃糖，这是身体正常的响应方式。但不幸的是，如果你通过吃糖为大脑提供急需的血清素，只会使问题变得更加严重。首先，由于糖瘾的耐受性，你必须不断加大糖的摄入量，才能获得同等的舒适感；其次，由于戒断反应，只要放弃吃糖，你就会感到难受，你马上就会伸手去拿那些导致大脑萎缩的致瘾食物，因为你觉得它们会让你感觉更舒服——确实如此，但只是暂时性的。它们会串通一气，让你感觉更糟糕，特别是你被它控制或体重增加的时候。

如何解决呢？首先，将提升血清素的"正能量"食物、活动纳入你的膳食和生活。获得所需的血清素后，再逐渐而缓慢地减少摄入你所依赖的"负能量"食物。同时，正如我们将在本书中读到的，你还要将"负能量"思维替换为"正能量"思维（有助于提升血清素水平的积极的、支持性的思维方式）。

### 糖的甜味不只是味觉

糖对大脑的兴奋作用具有很强的致瘾性。即使老鼠的甜味味觉被破坏，面对糖水和清水，它仍然总是选择糖水。显然，这与味觉和"心理"无关。老鼠选择糖水，只是在对糖的化学作用做出响应。

## 提升血清素的无糖方式

有一种方式，可以帮助你从食物中获得更多的血清素。你已经明白，糖是如何带给大脑短暂的血清素快感并导致大脑萎缩的，现在，我们来看看健康食物如何帮助你获得稳定的血清素供应并维持大脑的生长和功能。

许多健康食物都含有色氨酸（一种氨基酸），它可以转化为血清素。因此，研究表明色氨酸含量低的膳食会加重焦虑，这就不足为怪了。而焦虑自然会让人更加渴求那些让大脑萎缩的甜食。我们来看一个血清素生产简图，看看你的身体如何将膳食所含的色氨酸转化为5-羟基色氨酸(5-HTP)并进而转化为血清素。

色氨酸 → 5-羟基色氨酸 → 血清素

那就是说，只需摄入更多的色氨酸就行了，对吗？不完全对，原因在于要激活这个化学过程，还需要某些维生素和矿物质，否则，你的身体就会抗拒这个转化。身体需要叶酸、维生素B$_6$、维生素C、锌和镁，血清素的生产才能达到最佳状态。我们来看看"糖脑康复方案"饮食所含的维生素和矿物质是如何促进血清素生产的：

色氨酸（鸡蛋）→叶酸（菠菜）→5-羟基色氨酸→维生素B$_6$（三文鱼）、维生素C（树莓）、锌（鹰嘴豆）、镁（腰果）→血清素血清素会代谢为褪黑素，因此，这些健康食物摄入量不足，还可能引起睡眠障碍。睡眠不足，第二天你就会渴求更多的萎缩大脑的甜食。

根据"糖脑康复方案"，你需要每天吃7份蔬菜和水果，才能确保获得足够的支持血清素生产的维生素和矿物质。普通美国人每天的摄入量只有3份左右。蔬菜和水果还含有抗氧化剂，有助于防止大脑萎缩。同糖一样，氧化也会引起大脑萎缩。蔬菜和水果所含的纤维素还能给你饱腹感。

有什么证据？2013年，一项针对8万多人的研究发现：每天吃7份蔬菜和水果的人更快乐、焦虑感更低、满足感和幸福感更强。

在第12章，我将分享富含身体自然生产血清素所需的色氨酸、维生素和矿物质的食物的完整清单。

## 人工增甜剂为什么会损伤大脑

蔗糖素（"善品糖"）、阿斯巴甜（"怡口糖"）、糖精（"Sweet'N Low"）、安赛蜜或乙酰磺胺酸钾（"AK糖""Sunett"）等代糖不但会增大腰围，还会损伤大脑。

2017年，一份针对37项不同试验和研究的分析报告指出，摄入人工增甜剂与体重增加和腰围增大具有相关性。如你所知，腰围越大，脑容量就越小。

问题是：人工增甜剂不含任何热量，为什么会增大腰围？又是如何增大腰围的呢？对于这些问题，最新的研究给出了答案。

摄入含人工增甜剂的食物和饮料，会影响饮食的数量和种类。研究发现，给动物喂食人工增甜剂后，食量开始增大，喜欢吃热量高的甜食。研究人员停止喂食人工增甜剂后，它们不再吃更多的甜食。

虽然人工增甜剂的代谢与糖不同，但它们会通过"肠道－大脑连接"对大脑造成负面影响。血清素大都产自肠道，然后被输送至大脑。研究证明，人工增甜剂会杀死生产血清素等"快乐"神经递质的肠道细菌。缺乏氨基酸、维生素和矿物质，血清素水平会降低；同样，缺少有益的肠道细菌，这种"快乐"神经递质的水平也会降低。血清素水平低，你就更容易渴求甜食，因为糖可以带给大脑快感。

然而，研究表明，这只是最初的状况。接着，通过"肠道连接"，人工增甜剂还会影响血糖水平。老鼠食用了人工增甜剂后，血糖水平相当于美国食品药品监督管理局（FDA）界定的人类血糖的"尚可"水平。对照组老鼠没有食用人工增甜剂。后来，两组老鼠都被喂食甜饮料。喂食人工增甜剂的老鼠，血糖水平升得更高，而且血糖水平恢复正常所需的时间更久。如你所料，血糖长期保持高水平正是糖脑产生的原因。

研究还表明，人工增甜剂不但会改变身体对糖的响应方式，还会影响身体对脂肪的响应方式。2018年的一项研究发现：人工增甜剂会改变食物的代谢方式。老鼠被喂食糖或人工增甜剂后，糖对老鼠的脂肪燃烧能力造成负面影响，自然会导致体重增加和糖脑。意外的是，人工增甜剂也具有这种影响——干扰老鼠的脂肪燃烧，此外，它还对老鼠的能量生产造成负面影响。

"糖脑康复方案"的部分作用，是提供温和生酮和燃烧脂肪的工具，加速身体代谢。一天中的大部分时间，血糖水平都必须保持低位，这样才能促进大脑生长，减掉腹部脂肪。现在，我们已经知道，人工增甜剂会干扰这一过程。要想糖脑康复，必须杜绝或减少摄入人工增甜剂。

## 睡眠、血清素与胰岛素耐受：糖如何让你感到疲倦和饥渴

如我们所见，含糖和淀粉的食物会"玩弄"你，就像是充满诱惑但不可靠的情人。这一分钟，它们信誓旦旦，要满足你的饥渴；下一分钟，它们会让你更加饥渴。

出现这种过山车式的食欲，原因在于胰岛素耐受。胰岛素是胰腺生产的一种激素，负责将葡萄糖（血糖）通过血流搬运至细胞。我们称之为"血糖"，其实是有误导性的。血糖升高或下降，是在响应你摄入的食物：脂肪、蛋白质和糖。

糖之所以会让血糖水平急剧升高，是因为糖、面食和果汁的代谢速度快，因而血液很快就充满大量的糖。接着，胰岛素涌向身体系统，将糖搬运至细胞，以此尽量降低血糖水平。

如果胰岛素升高过于频繁，细胞最终就会产生适应性，胰岛素响应能力降低，因此，葡萄糖只能漫无目的地漂浮在血流中。血糖很高，细胞却无法获得足够的糖。为了让细胞的胰岛素受体达到饱和，胰腺开始生产更多的胰岛素，但随着时间的推移，胰腺会逐渐减少胰岛素的分泌量。

这就是糖尿病和疲倦产生的原因。最反常的是，它还会引起食欲亢进：急需糖的细胞不知道糖就在血流中，因此，细胞会向大脑发出饥饿信号。

胰岛素水平会随着进食而升高，帮助大脑识别你何时吃饱。如果大脑的血清素水平低，它就无法理解你已经"吃饱"，因此，即使身体不再需要食物，你仍然会继续进食。血清素水平低，不但会引发焦虑，还会引起饮食过量、饱腹感降低。正因为如此，你才总想吃甜点，即使你已感到"吃撑"、清楚自己不再饥饿。当然，我们都知道吃得太饱后的犯困感受，即所谓的"食物昏迷"。

长期缺乏血清素，会导致体重增加，继而引发各种问题。体重增加，会引起睡眠呼吸暂停综合征，反过来又会引起睡眠不宁和白天犯困。于是，你再次陷入恶性循环：通过食物来提升能量不足的感觉，而你选择的"负能量"食物会进一步耗尽你的能量。

如何解决这个问题？循序渐进地采用提升血清素的"正能量"（有助于维持血清素水平稳定的食物和活动）来代替糖等"负能量"。不逆转这个恶性循环，就会产生糖脑等严重的健康问题。你很难做到"稍微"满足血清素渴求、保持"稍微"超重。由于耐受性的影响，你的糖渴求会不断加大，体重以及各种相关的健康风险也会不断增加。轻断食也是方案的一部分，它有助于提升胰岛素的水平和敏感性。与控制热量摄入不同，我们这个饮食方案有助于解决胰岛素耐受。

好消息是：如果你能扭转这个局面，就可以创造反向效应。所有健康的改变都会给予你能量，有了能量，你就会做出更多的改变，因而你会更加健康。

# 节食减肥为什么会痛苦——尤其是女性

美国人很快就接纳了"零碳"饮食，如今，人们只要想减肥，首先就会尝试减少摄入碳水化合物。20年前，是阿特金斯饮食；今天，是严格的传统生酮饮食。然而，"零碳"饮食会对大脑化学环境造成严重影响，对女性的影响尤其严重。

麻省理工学院的研究人员发现，碳水化合物可以促进血清素的分泌。没有足够的糖，大脑就无法发挥这种重要功能，节食减肥者就会缺乏血清素，因而会感到焦虑、易怒和抑郁。在一项研究中，动物被剥夺了色氨酸（一种用于生产血清素的重要氨基酸），其攻击性显著增强。我们已经明白，节食减肥者做出类似反应，不是因为性格脆弱，而是一种生理反应。

女性和其他承压者的风险可能最大。为什么？因为他们对血清素的变化更敏感。研究显示，女性抑郁症患者对补充血清素的抗抑郁药物的响应优于男性，这表明血清素水平低确实是女性存在的一个严重问题，也是大多数女性很难节食减肥的原因。

我们知道，女性患抑郁症的概率约为男性的两倍，患偏头痛的可能性远高于男性。这种性别的差异性，极有可能是缺乏血清素造成的。不管是因为内在的生理问题，还是因为她们面临着男性得以幸免的社会压力和负面环境，其结果都一样：大多数女性都缺乏血清素。如果新的压力或严格节食造成血清素耗尽，就会引发严重的问题。

在另一项研究中，研究人员发现了女性很难节食减肥的明显证据。经过为期3周的低热量饮食，男性和女性所减体重基本相当。然而，与男性相比，节食后女性的焦虑感和不快乐感更加严重，情绪更易波动。如果女性能通过饮食获得替代性的血清素来源，就可能既减轻体重，又感觉更好。

## 认识口头禅：自我转变的强大工具

我们已经明白，血清素水平低会引起焦虑。不过，它也会反向作用：焦虑和其他形式的压力会消耗血清素。

焦虑→血清素水平低→更焦虑→血清素水平更低→更焦虑……

这个问题的开始，是焦虑还是血清素水平低？没有医生可以确定，不过，这其实并不重要。这个恶性循环一旦开始，就无法停止，除非你刻意地采取干预措施。要么改变思维，要么提升血清素水平，或者同时进行。

蔬菜和水果所含的色氨酸、维生素和矿物质可以提升血清素水平。你将在本书第四部分读到，为期28天的"糖脑康复方案"更加系统性地在膳食中加入了促进血清素生产的"正能量"食物。

此外，你还可以采取一些措施，扔掉那些引起焦虑、悲观和自卑的"负能量"思维，养成催生平静、乐观和自信的"正能量"思维。在本书第四部分，你将学会识别与负面情绪和不良饮食习惯相关的七种"负能量"思维模式。不过，在学习识别并转变负面思维模式的具体做法之前，你需要一个强大的普适性思维转变工具：口头禅。

所谓口头禅，是指表达自我和世界核心信念的简短而有力的语句。"正能量"口头禅可以营造积极、自信的生活态度，从而改善大脑的化学环境。而"负能量"口头禅更容易让人求助于致瘾食物、酒精或毒品，因而往往会引发焦虑、悲观和沮丧。越远离第四部分提及的"负能量"思维模式，你生活中的"正能量"就越多，就越容易用"正能量"口头禅代替"负能量"口头禅。同样，越努力转变口头禅，就越容易远离"负能量"思维、增加生活中的"正能量"思维。

采用食物进行"疗伤"，如果你选择的是致瘾性的"负能量"食物，那只会让"负能量"口头禅愈发糟糕，引发恶性循环。"糖快感"消退后，"糖崩溃"肯定会随之而来。例如，面条和白面包会带给你短暂的平静，但随后你的焦虑感和饥饿感甚至会更加强烈。"正能量"食物和活动有助于提升情绪。在本书第四部分，你将读到它们是如何提升情绪的。不过，我现在想帮助你了解那些加剧焦虑的想法和感受。

要了解这一点，关键是识别你的"负能量"口头禅并用更积极的信息取代它。这样就可以打破焦虑的恶性循环。即使你还没有获得健康的体重，"正能量"口头禅也可以提升你对自我、生活和未来的感受。

听上去不错吧？那我们就开始吧。第一步是识别你的口头禅。

## 识别你的口头禅

如果你正受到血清素水平低的困扰，你的口头禅就会反映出你的焦虑、悲观和自卑。下面这些就是表明血清素缺乏的常见口头禅：

我会碰到坏事情；

不严格遵照某种做法，事情肯定不会顺利；

如果那件事情会发生，那什么事情都会发生；

不完全成功，就是完全失败；

不经常称体重，我的体重就会飙升；

不控制情绪，我会彻底崩溃；

只要让人失望，我就是彻底的失败者；

有人接近我，是想伤害我。

这些话听上去熟悉吗？如果其中某句话就是你对自己和世界的想法，那你不用再寻找了——你已经找到了自己的"负能量"口头禅。请阅读下面的内容，看看这句口头禅如何影响你的体重。

如果这些话都不是你的想法，那就花点儿时间找到自己的"负能量"口头禅。花这些时间是值得的，因为我希望这种思维方式一露头，你就可以识别它。请相信我，它肯定会露头的。我和我父母的经历告诉我：只要开始积极地改变，过去那些"负能量"思维和感受就会跳出来将我们拉离正轨。识别出自己的"负能量"

口头禅，就能更有效地把它转变为新的"正能量"口头禅。

因此，请拿出笔记本和钢笔，或者在电脑前坐上一会儿，然后写下自己的"负能量"口头禅。你经常听到哪些话让你感到焦虑、自卑或悲观？把它们写下来，看一会儿，然后继续阅读下一节的内容。

## 口头禅如何影响体重

你和我的口头禅可能会不同，但它们肯定都有一个共同点：每次重复"负能量"口头禅，血清素水平就会下降。

缺乏血清素，"负能量"口头禅就会引发"负能量"行为，而"负能量"行为又会引起血清素水平下降。对自己的行为感到恐惧和焦虑——每吃一口食物或增加1磅体重就倍感纠结，或者不减掉最后10磅体重就绝不约会——就是在强化自己的恐惧心态，降低自己的血清素水平。

血清素与生活体验之间的这种联系，可以追溯至我们的童年时代。比如说，你出生在一个吵吵闹闹、争执不休的家庭，父亲随时会暴怒，母亲总是吹毛求疵。作为孩子，你可能就会时常感到恐惧和焦虑，唯恐自己犯个小错也会惹怒父母。这种恐惧状态会将你的血清素长期"设置"在低水平，而血清素水平低，又会让你处于焦虑状态。

但这还没有完。接着，在焦虑的驱使下，你会选择远离恐惧，比如，在学校躲着其他孩子，或者校服没穿对就不想离家去学校。这些行为反过来又会强化这样的观念：世界是危险的（那些孩子会嘲笑你、校服让你看上去很丑）。于是，你变得更加小心翼翼。在焦虑想法和恐惧行为的共同作用下，你的血清素水平就会持续降低。现在，恶性循环的所有要素——观念、行为和血清素都已具备，它们会共同作用，让你随时感到焦虑和痛苦。

血清素水平低→更焦虑→恐惧行为→压力强化→血清素水平更低→更焦虑……

缺乏血清素会让人渴求那些让大脑萎缩的食物，也就不奇怪了。感到焦虑和恐惧的时候，你更容易吃甜食，以便提升血清素水平，暂时缓解焦虑和恐惧。不管什么食物，只要能让你感觉更好受，你都会渴求。食物似乎是你无法离开的唯一慰藉。

## 转变你的口头禅

好了，你已经识别出自己过去的那些"负能量"口头禅，明白它们如何影响你的生活和体重。现在，请把它们转变为新的、更积极的关于自我和世界的语句。例如，如果你的核心观念是"我缺乏安全感"，那就借助我给你的这个工具，把它转变为更乐观的语句："一切都很好。"你可以选择下面这些"正能量"口头禅：

我是一个足智多谋的人，可以处理发生的事情；
情况会好转的，以前都是如此；
我擅长很多事情，有些事情做得不够完美，也没有关系；

我会尽我所能，我能做到；

我已经尽我所能，相当不错；

即使事情进展不顺，我也认为情况会好起来。

请检查这些新的"正能量"口头禅，看看是否对你有用。如果有用，就把它写下来。我在后面还会谈及。如果你都不喜欢，那就花点儿时间自己写。你的"正能量"口头禅要能准确表达你的态度和核心信念，再用它来重塑自己的生活。

## "糖脑康复方案"如何转变你的口头禅

玛雅是一个10多岁的女孩，一直为自己的体重苦恼不已。她的父母都是身体健壮、事业有成的律师，但玛雅的体重却接近200磅。父母的高标准和健康身体，让玛雅觉得自己是一个失败者。他们出于好心，在厨房里堆满了玛雅的"特别减肥食品"。他们不在家的时候，玛雅半夜就一盒盒地吃饼干，以此"医治"自己的孤独。

玛雅在一所著名的私立中学念书，在学校里，她有好朋友，但没有约会对象。为了弥补肥胖身材这个缺憾，她会购买昂贵的衣服。但我能看出，她的口头禅"谁也不会真心爱我"正在阻止男孩子接近她。他们之所以忽视她、不爱她，恰恰是因为她用各种伪装掩藏真实的自我。

我们可以给她的"负能量"思维贴上标签。但不管进行怎样的逻辑分析，都无法改变这样的事实：没有男孩子邀请她参加学校舞会。不管我们怎么说，都不会让玛雅觉得自己可爱或喜欢自己的身材。除非她喜欢自己，否则，她永远不会拥有足够的血清素让她放弃"自我疗伤"的甜食。

玛雅曾告诉我说："我知道，从逻辑上讲，我应该感觉很好。但这无法改变一个事实：我仍然感到难受并讨厌自己。我知道自己很聪明，但我总拿自己的生活同别人比较。我的成绩在班上名列前茅，但我并不觉得这有多大的价值。说实话，如果能用聪明换掉60磅体重，我绝对会愿意。我有爱我的朋友，但我从来没有男朋友。每次试穿衣服，我都讨厌自己，然后，生活中的其他一切都显得不重要。"

玛雅说的这番话——可能也是这会儿你对自己说的话——表明：话语和逻辑不足以改变我们的感受。要建立新口头禅，就必须有新体验。你必须尝试新的行为，关注其带来的结果，并让这些结果影响你。

下面是一些简单的例子。你能认出哪个符合自己吗？

| 旧口头禅 | 新行为 | 新结果 | 新口头禅 |
| --- | --- | --- | --- |
| 我必须做到完美。 | 这周，每天做一件不完美的事情。 | 没有发生可怕的事情。 | 有时候，不完美也没什么关系。 |
| 我不可爱。 | 这个周末，对5个陌生人微笑问好。 | 有2人不理我，但有3人对我微笑问好。 | 我身上可能有人们喜欢的地方。 |

"糖脑康复方案"的核心力量，正是转变你的核心信念。再加上自我催眠，你会觉得更容易改变行为和饮食方式。参加感兴趣的课程、联络老朋友、做按摩或指甲护理、加入社交或政治团体、

主动寻求他人帮助——这些新的"正能量"行为都有助于改善大脑化学环境。体验到新的结果，你就会逐渐相信自己的新口头禅。于是，恶性循环就转变为良性循环：

"正能量"行为→积极的结果→"正能量"口头禅→血清素提升→更加自信、乐观、安宁→能量增强、更多"正能量"行为→积极的结果→更多"正能量"口头禅→血清素提升……

这就是"糖脑康复方案"带给你的回报。可能需要一段时间，你才能转变并保持新的口头禅，其间也可能经历起伏波折。但只要在28天的时间里做出重大改变，这个良性循环就会将你推入正轨。现在就开始增加"正能量"食物和行为吧。有了更积极的新口头禅，结果将让你感到不可思议。

## 提升自信

我要求病人做的一件与口头禅相关的事情，是做"因果"练习。我让他们挑出一句自认为正确的关于自己的话，然后想出尽可能多的原因。例如：

我爱我的妈妈；
我是一个友善的人；
我的人生充满潜力；
我喜欢自己住的地方；

我的歌唱能力让我感到快乐；

我心里清楚自己是一个好人。

有时候，我会要求病人随身带着这些话，而且每天至少再增加三句话。我还要求他们每餐前都要重新读一遍。这些"正能量"信念确实可以滋养你的大脑化学环境，影响你的感受和渴求。为什么不试一试呢？它们会迫使你戴上我所说的"真实"眼镜，训练自己寻找那些支撑新口头禅的、无处不在的真实证据。

## 你有快乐基因吗？

不用诊断，我就能告诉你答案：没有。因为根本就没有快乐基因。

体重并非只由基因决定，快乐也是如此。两者都是基因、生活经历以及帮助塑造身体和信念的个人选择共同作用的结果。

没错，我们的快乐潜能部分来自基因编码的血清素、多巴胺和其他大脑化学物质的水平。这些化学物质，有些人天生就比其他人更多，影响着性格、观念和整体幸福感。

同样，生活经历（特别是童年经历）也会影响大脑化学环境。成长于充满焦虑或愤怒的家庭的孩子，与那些在和谐的、支持性的家庭氛围中长大的孩子相比，其主要的"快乐"化学物质会长期保持较低水平。

不过，上述两大因素还不足以决定我们的命运。正如我们在本书中读到的，你每天所做的决定——选择"正能量"还是"负能量"食物、活动和思维——都会深刻地影响你的感受。生理遗传或童年经历也许会带给你更大的挑战，但你完全有能力创造一种快乐、安宁、满足的生活。

## 满足血清素需求

实施"糖脑康复方案"初期，你要努力提升并维持血清素水平。在前两周，你不用减掉任何食物，但要通过各种有助于提升血清素的食物和活动来满足身心需求。

随着你开始选择新的、更健康的食物，一定要装备信息"武器"。糖之所以很难避免，部分是因为糖无处不在，哪怕是你认为的无糖食物，也可能含糖。面包、"无糖"麦片、番茄酱、果汁以及你根本不认为是"甜品"的许多食物都添加有蔗糖、高果糖、玉米糖浆或其他致瘾性增甜剂。你认为是甜食的那些食物，糖的含量可能超乎想象。

人们感受到积极的强化信号——体重减轻、能量提升和情绪改善，就更容易远离旧的口头禅、转向积极向上的口头禅，你的糖渴求会消失，血糖水平会保持平稳。你会定时感到饥饿，但不会总是感到饥饿，而且食物可以满足你的需求。如果偶尔想吃甜食，那就去吃吧。血清素水平高，生活中的一切（包括甜品）都会让你感到更加快乐。你的口头禅、饮食和血清素会支持你迈步向前，去创造属于自己的人生。

# 第6章　感到抑郁：缺乏多巴胺

感到焦虑和恐惧，你缺少的是血清素。感到悲伤、孤独、无精打采，你缺少的是多巴胺。

多巴胺是一种与兴奋感和挑战性有关的化学物质。高山滑雪、第一次浪漫约会、第一次访问陌生国度，我们的多巴胺水平就会升高。我们会体验到强烈的兴奋感，觉得生活真美好。

多巴胺主要来自期待——追逐的兴奋感胜于获胜的满足感。驱使我们追求性爱的，正是这种化学物质；给予我们热恋感觉的，也是它。最初那三个月的浪漫激情，是多巴胺在起作用。（美满婚姻带来的更缓慢的、稳定的温暖感觉，是多巴胺与"黏合化学物质"催产素共同作用的结果。）难怪多巴胺会让我们感觉那么快乐！

拥有健康的多巴胺水平，生活就充满快乐和乐趣，我们就会经常体验到强烈的兴奋感。多巴胺水平低，我们就会无精打采、情绪低落，陷入无聊而无望的生活。

## 促进多巴胺分泌的物质或行为

● 咖啡因

- 可卡因

- 飙车

- 恋爱

- 赌博

- 打猎

- 尼古丁

- 红肉

- 性爱/性欲

- 购物（不是普通的购物，而是花钱买乐的"购物疗法"）

- 参加体育运动，尤其是极限运动

- 炒股

- 冒险

- 电子游戏

- 观看激烈的体育比赛

- 适度运动20分钟，也可以促进多巴胺分泌

缺乏多巴胺，还会让我们感觉毫无动力。我们很难专注于长期目标，很难延迟满足，也很难坚持完成漫长而艰巨的任务，不管是手头的项目，还是劳神的情绪性场合。

多巴胺水平低，我们就会求助于"速效"食物和行为，部分是因为我们没有获得所需的多巴胺这种大脑生化物质，还因为我们知道坏脂肪含量高的食物或刺激性的行为至少可以让我们暂时获得慰藉，摆脱情绪低落。含坏脂肪的食物会短暂促进多巴胺分泌，给我们强烈的兴奋感和快乐。于是，我们会继续吃这些食物，任

由大脑萎缩。

造成多巴胺缺乏的原因有很多。可能因为你最近过得压抑、无聊和萎靡。压力和缺乏睡眠会引起多巴胺缺乏，因此，疲倦或承压时，你更想吃高脂食物。也可能因为你刚度过紧张而刺激的时光——浪漫、激情或战胜了一系列困难，然后就感到"多巴胺崩溃"。你可能具有多巴胺水平低的遗传倾向，或者因为高压力、高风险的童年氛围而导致多巴胺水平低，比如小时候父亲或母亲是瘾君子或患有精神疾病，或者父母脾气坏或有家暴倾向。这种高压力的童年氛围也会降低多巴胺水平，不过，有时候它会造成儿童情绪波动，他们会对肾上腺素激增的高危挑战"上瘾"，比如让失控的父母平静下来或者应对金融风暴。

还有一种可能性：同斯克利普斯研究中的那些老鼠一样，坏脂肪含量高的饮食已经对生产多巴胺的神经元造成了损伤。你的大脑生产多巴胺的能力被击垮，因而多巴胺的自然产量就会降低。

不管是哪种原因导致多巴胺缺乏，你都会感到情绪低落、无精打采，因此，我们自然就会求助于提神的坏脂肪。于是，我们再次陷入大脑萎缩的恶性循环：

多巴胺水平低→无精打采→摄入更多坏脂肪→神经元受损、大脑多巴胺分泌量下降→多巴胺水平更低→更加无精打采→摄入更多坏脂肪→神经元受损加重、大脑多巴胺分泌量继续下降→多巴胺水平更低……

在上一章中，我们明白了血清素水平低与焦虑、悲观和自卑之间的联系。多巴胺水平低，也会引发各种"负能量"思维并很快表现为"负能量"行为（详见下图）。讽刺的是，面对这些难受和痛苦的感觉，你做出的反应，却往往是寻求坏脂肪含量高的食物来"疗伤"。这样做，可以带来短暂的慰藉，但也会让我们深陷恶性循环而无力自拔。

| 与多巴胺水平低相关的心态和行为 | |
|---|---|
| 抑郁 | 冒险行为 |
| 孤独 | 情绪性进食 |
| 缺爱 | 自我封闭 |
| 拖延 | 专注时间短 |
| 无聊 | 性欲低下 |
| 分心 | 工作效率低 |
| 亢奋 | 冲动选择 |

## 你缺乏多巴胺吗？

只需看一眼美国餐馆超大分量的饭菜，你就会知道：很多美国人不但缺乏血清素，还缺乏多巴胺。我们为什么会渴求油炸食品、甜品、促炎性红肉或肉制品以及薯条等零食所含的坏脂肪？我们为什么会摄入那么多咖啡因？为什么电波中充斥着能量饮料的广告？因为我们都精疲力竭、睡眠不足——我们的饮食习惯可以说明这一点！

对此，我深表同情。为了养活家人，我的病人通常要做几份工作，整天疲于奔命。看着他们，我无法想象他们的压力有多大。

世界急剧变化、国际市场竞争日趋激烈，这些都让我们倍感焦虑；我们都重压在身，要没日没夜地工作，还要挤出精力照顾孩子；我们很多人讨厌自己的工作，或者感觉陷入精力耗尽的局面。这些都会导致多巴胺缺乏，于是，我们就会渴求脂肪、咖啡因和糖。

要解决这个问题，我们同样必须识别这个问题。因此，请完成下面的自我测试，看看自己是否缺乏多巴胺。

## 全面了解状况

一定要同时完成第5章中的自我测试以及下面的自我测试，看看自己是否缺乏血清素或多巴胺。个性化的28天"糖脑康复方案"取决于个人的大脑化学环境，因此，一定要全面了解自己的状况。

## 你是否缺乏多巴胺：自我测试

请对下列各题进行评分：

从不：0分　很少：1分　有时：2分　经常：3分　总是：4分

1.我感觉自己没有太多的冒险、激动、新鲜或刺激的生活体验。

2.情绪低落时，我想到的振作方法包括：看动作片、从事冒险运动、听喧闹的音乐、大喊大叫、击打东西、表演、赌博、挥霍金钱。

3.我经常喝咖啡、能量饮料、汽水或烈酒。

4.心情不好时，我经常吃高脂肪食物，还有新的、有挑战性的或辛辣的食物，以及炸薯条、咸玉米花等脆爽食物。

5.我不在意东西乱放。

6.我经常拖延或迟到。

7.我更喜欢冒险性、竞争性和高风险工作。

8.我喜欢群体性工作。

9.我自我封闭，心情不好时也不求助他人。

10.我想做事情时才做。

11.我不是一个注重细节的人。

12.如果目标没有实现，那就是我的错。

13.人们说我经常做出冲动的决定。

14.我经常不善于倾听。

15.我经常疑惑其他人有什么毛病。

16.我经常做事有头无尾。

17.我经常睡得不安稳。

18.我对以前感兴趣的事情失去了兴趣。

19.我喜欢冒险和变化。

20.我愿意说出自己的真实想法，即使会伤害某个人的感情。

21.我经常注意力不集中。

22.我经常感到无聊。

23.我经常缺乏能量。

24.我经常感到坐立不安。

25.我经常感到绝望。

26. 我经常痛哭或泪流满面。

27. 我经常抱怨生活。

28. 我有抑郁症或注意力缺陷障碍／多动症等病史。（如果没有，评分为0；如果有，评分为4。）

**评分**

第28题得分：————

将此题得分乘以3。

×3 = ————（A）

将第1题至第27题的得分相加。

总和：————（B）

如果你是女性，C项得分为5；

如果你是男性，C项得分为0。

————（C）

A+B+C= ————（D）

你的总得分：————

## 做这个测试，你就觉得自己无能？

人们往往会做出这种反应，尤其是缺乏多巴胺的人，因为他们觉得自己达不到要求、做不好工作或者缺乏内心资源去做想做的事情。

我要特意指出：这种感受与现实没有任何关系。无能感是大脑对多巴胺缺乏做出的反应。大脑化学环境恢复平衡后，你的感受就会完全不同。好消息是：不管你的得分如何，都可以找到解决办法——这些办法并不困难，甚至还可能很有趣。请记住：所谓渐进脱瘾法，是你可以继续吃喜欢的东西，同时将促进多巴胺分泌的"正能量"注入你的膳食和生活。有了这些"正能量"，你就会获得前进的动力、实现目标的耐心以及抵达终点的能量。因此，请扔掉无能感，做好行动准备，然后继续阅读下面的结果评估。

## 你是否缺乏多巴胺：结果评估

### 0~20分：不缺乏多巴胺——充满动力和能量

祝贺你！你的多巴胺水平很健康，而且已经知道如何保持健康的多巴胺水平。平衡的大脑化学环境正在带给你回报：想到未来生活就感到兴奋、快乐和期待。如果你没有这些感受，一定要阅读第5章的内容，看看自己是否缺乏血清素。离开之前，请先读完本章的内容。

### 21~36分：缺乏多巴胺——中度无能感、中度缺乏能量和耐心

得分介于这个范围，表明你的多巴胺水平较低。你缺乏动力，经常觉得"那有什么用""我不会成功的""我看不出尝试有何意义"等。采用渐进脱瘾法，远离那些让你无精打采的食物和思维模式，你就能恢复能量，重新发现生活的乐趣。继续阅读本章其余部分，获取更多的信息。

**36分以上: 严重缺乏多巴胺——持续而极度的情绪低落、无精打采、精疲力竭**

得分高于36分, 表明你的多巴胺水平已经非常低, 你可能非常渴望它恢复正常水平。你会极度渴求坏脂肪含量高的食物, 还可能饱受疲惫、抑郁、绝望等感受的折磨, 只有吃东西的时候, 你才会觉得好受点儿。你会感到忧虑或困惑: 为什么不能恢复平常的那种活力和兴奋感? 请不用担心。这只表明你的大脑化学环境已经失去平衡。你可能正在努力恢复平衡, 却苦于缺少正确而有效的信息。现在, 你可以采取行动, 开始实施为期28天的"糖脑康复方案"。请继续阅读, 找到所需的工具, 然后制定行动计划。

**注意:** 如果你的A项得分不为0, 或者总得分超过40分, 我建议你在健康专业人士的指导下实施"糖脑康复方案", 你可能需要额外的辅助和支持。更多的信息, 请阅读本书附录2的内容。

## 无须坏脂肪提供多巴胺的有效方式

健康的地中海饮食不但可以提供稳定的血清素, 还可以提供稳定的多巴胺。我们已经知道, 坏脂肪涌入大脑后, 瞬间就会带来多巴胺快感, 但会导致大脑萎缩。现在, 我们来看看健康食物如何提供稳定的多巴胺并进而提升脑容量和大脑功能。

## 多巴胺的来源

多巴胺来自许多健康食物所含的酪氨酸。下面是一个非常简化的多巴胺生产图，我们来看看你的身体如何将膳食性酪氨酸转化为左旋多巴并进而转化为多巴胺。

*酪氨酸→左旋多巴→多巴胺*

不过，身体需要维生素和矿物质才能促进这一转化过程。缺乏铁、维生素C、叶酸和铜，身体很难完成这种转化。本书推荐的饮食含有多种维生素和矿物质，我们来看看它们是如何促进这种转化并维持高水平的多巴胺，保持大脑健康的。

*酪氨酸→铁（菠菜）→维生素C（黄色甜椒）→叶酸（芦笋）→左旋多巴→多巴胺*

"糖脑康复方案"包含的7份蔬菜和水果，可以确保你获得支持多巴胺生产的足量维生素和矿物质。多巴胺水平达到稳定后，你就不会渴求那些让大脑萎缩的坏脂肪。

在第13章，我将分享含有身体自然生产多巴胺所需的酪氨酸、维生素和矿物质的食物的完整清单。现在，我们来看看地中海饮食为什么是多巴胺的强大来源。

### 鱼肉、海产品和其他动物性食品

除了强调蔬菜和水果，地中海饮食还强调富含 $\Omega$-3、有助于提升多巴胺水平和糖脑康复的好脂肪。证明糖脑存在的那个里程碑式的研究还发现：烤鱼（抗炎性 $\Omega$-3 的最丰富来源）摄入量大的人，脑容量更大；汉堡包（饱和脂肪和促炎性 $\Omega$-6 含量高）摄入量大的人，大脑更容易发生萎缩。因此，如果你的多巴胺水平低，请多吃洁净的鱼肉。如果你喜欢动物性食品，可以多吃富含 $\Omega$-3 的动物性食品，比如散养鸡蛋和有机鸡肉。

海产品是 $\Omega$-3 最丰富的来源。研究表明，要提升血流中的 $\Omega$-3 含量，吃鱼比服用 $\Omega$-3 补充剂更加有效。如果你是素食主义者，可以大量摄入富含 $\Omega$-3 的植物性食物，包括核桃、亚麻籽和奇亚籽。

不幸的是，今天的很多海产品都含有汞等各种污染物质。为了地球的健康，一定要选择生态捕捞的鱼类。哈佛大学公共卫生学院、美国环保基金会（EDF）以及蒙特利湾水族馆共同组成的专家团队，列出了一个 $\Omega$-3 脂肪酸含量高、汞和多氯联苯（PCB）等污染物含量低、生态捕捞的必吃鱼类清单。

我建议你尽量多吃海产品，把它作为"糖脑康复方案"中的"富含 $\Omega$-3 食物"。你每天都需要吃一份富含 $\Omega$-3 的食物，因此，一定要确保它的汞等毒素含量低。

富含 $\Omega$-3 的超级海产品清单如下。

● 长鳍金枪鱼（拖钓或杆钓；新鲜或罐头；美国或加拿大不列颠哥伦比亚省）

● 红点鲑（养殖）

● 尖吻鲈（养殖；美国）

● 银大马哈鱼（养殖；美国）

● 珍宝蟹（野生；加利福尼亚、俄勒冈、华盛顿）

● 长鳍鱿鱼（野生；大西洋）

● 贻贝（养殖）

● 牡蛎（养殖）

● 太平洋沙瑙鱼（野生）

● 粉红虾（野生；俄勒冈）

● 虹鳟（养殖）

● 三文鱼（野生；阿拉斯加）

● 斑点虾（野生；加拿大不列颠哥伦比亚省）

富含 $\Omega-3$ 的超级海产品价格高昂，而且很难买到，不过，大多数便利店都会出售一些价格适中、便于携带的海产品。拖钓或杆钓的长鳍金枪鱼每罐售价约为4美元，可分为两餐食用。它比每罐99美分的金枪鱼贵得多，但付出总是有回报的。拖钓或杆钓长鳍金枪鱼的 $\Omega-3$ 含量，约为价格便宜的金枪鱼的6倍，而且不含汞。便利店还出售多种罐装的野生三文鱼，每餐只需几美元。还有一家公司可以把富含 $\Omega-3$ 的洁净海产品送上门。

动物性食品并非"生而平等"。与标准的美国饮食相比，地中海饮食中的动物蛋白通常比较少，豆类等植物蛋白较多。我还建议你摄入豌豆蛋白食物。如果你喜欢动物蛋白，可以选择有机、草饲、散养或牧养的动物性食品，其 $\Omega-3$ 含量会更高。尽量少吃常规饲养、工厂化养殖、$\Omega-6$含量高的动物性食品。若是好脂肪，你就不用担心。可以少量摄入有机牛奶，不要喝脱脂牛奶；要吃散养的全鸡蛋，不要吃常规饲养的鸡蛋蛋白。

草饲、放养、散养或有机动物性食品的维生素和矿物质含量也更高，有助于维持大脑的容量和功能。常规饲养、工厂化养殖的动物性食品，其B族维生素、锌、铜、铬、维生素A、维生素C和维生素E的含量较低。

作为消费者，还要提防食品公司欺骗你购买带"健康"等字样的食品。有些鸡蛋标有"散养"和"有机"，但标有"非笼养"或"素食蛋"的鸡蛋不一定更有健康益处。

标有"新鲜、大西洋"的三文鱼，不一定是野生捕捞的三文鱼。"素食喂养"也具有误导性，因为饲养动物的许多粮食都是廉价的工业用粮，含有很高的促炎性$\Omega-6$脂肪酸，但从技术上讲，它们都是"素食"。工业用粮会提升鸡蛋的$\Omega-6$含量。"牧养"和"巴氏杀菌"等字样很耳熟，但要选择前者才能获得更多的$\Omega-3$脂肪酸。不要被动物性食品标注的下列字样所欺骗：

● 全天然
● 素食喂养
● 非笼养
● 巴氏杀菌
● 新鲜

要维持大脑的容量和功能，使多巴胺效应最大化，你真正需要做的，是摄入更多的 $\Omega-3$ 脂肪酸，因此，要寻找下面这些字样：

- 有机
- 散养
- 放养
- 草饲
- 牧养
- 场养

最好选择标有"认证"和"人道"字样的动物性食品。只要饲养的动物能接触户外，有些食品公司就会为其产品标上"放养"，而且不会受到任何惩罚。标有"认证、人道、放养"或"认证、人道、牧养"字样的动物性食品，可以保证动物大部分时间都待在户外，摄入营养丰富且能改变肉、奶、蛋的脂肪成分的植物。

"全周期草饲"比"草饲"更好，它的意思是：动物在整个生命周期都在吃草。有时候，养殖公司会给动物吃草，然后换喂谷物，但也把它标为"草饲"。如果动物性食品标有"全周期草饲"，那就会更好。

### 豆类和大豆制品

豆类也是不错的选择，含有理想比例的 $\Omega-3$ 与 $\Omega-6$，已被证明有助于保持大脑健康。豆类的碳水化合物含量较少，因此，实施"糖脑康复方案"的28天里，采用豆类代替糖、面粉、谷物和薯条，就可以降低碳水化合物的总摄入量。豆类还含有叶酸、维生素B$_6$等维生素，有助于维持多巴胺水平稳定。豆类也比较便宜。多吃豆类食物，还可以有效帮助我们的地球，因为这样会降低动物性食品的需求量。

全大豆食物有助于保持大脑健康，但摄入大豆制品，也要注意几点。首先，尽量避免摄入大豆油。你会发现，几乎所有加工食品都会使用这种Ω-6含量高的坏脂肪。

一般而言，不要过度加工大豆。即使在具有食用大豆制品传统的文化中，人们也没有过度加工大豆，而是往往食用天然或发酵的大豆，从而提升了大豆的益处。日本味噌汤加有几颗豆腐丁，而所谓健康的美国素食则完全不同，每餐都用非有机大豆或转基因大豆制品代替肉类。要避免食用大豆分离蛋白、组织化大豆蛋白、蔬菜蛋白、大豆粉等大豆加工制品，因为为了提升蛋白质含量或质感，食品公司会在各种大豆加工食品中添加廉价的成分。要选择豌豆蛋白，不要选择大豆分离蛋白。豌豆蛋白含有广谱氨基酸，可以帮助大脑生产多巴胺等"快乐"神经递质。要选择有机或非转基因大豆。非有机或转基因大豆是杀虫剂含量最高的非有机食物之一，美国90％以上的大豆都是转基因大豆。

### 植物油

我的厨房里常备三种食用植物油：特级初榨橄榄油、轻质橄榄油、初榨椰子油。多种研究反复证明：橄榄油对健康具有多种益处，是必备食用油。橄榄油富含最优质的脂肪——单不饱和脂肪，其益处甚至优于多不饱和脂肪。

不要选择大豆油。这种廉价植物油几乎存在于所有的加工食品中，是美国膳食 $\Omega-6$ 的头号来源。

橄榄油富含多种有益化合物，但很多人使用不当，烹饪和调汁都采用同一种橄榄油。特级初榨橄榄油遇高温不稳定，应该用于调汁或沙拉。如果要加热，就应选择轻质橄榄油或普通橄榄油。不管是早餐吃散养鸡蛋，还是午餐加热冷冻的菜花米饭，加入一些地中海饮食元素，都是很不错的做法。

在地中海生酮饮食中，橄榄油是有益于大脑生长的地中海饮食元素，而椰子油则是生酮饮食元素。优质的特级初榨椰子油很安全，很多人都可以食用。虽然椰子油的饱和脂肪含量很高，但它含有研究证明有助于减肥的中链甘油三酯（MCT）。

"糖脑康复方案"可以帮助你减掉腹部脂肪，而腹部脂肪与脑容量具有相关性。在一项研究中，受试者摄入极少量的椰子油，结果腰围减小1英寸，而且血脂谱没有任何明显的变化。

也可以用其他植物油代替大豆油、玉米油、棉籽油、葵花籽油、芝麻油等坏脂肪。这类植物油包括冷榨核桃油（富含 $\Omega-3$）、澳洲坚果油、马来西亚棕榈油（用于高温烹饪）。菜籽油是另一种可广泛获得的植物油，但这种植物油经过高度加工。虽然它含有 $\Omega-3$ 和高水平的单不饱和脂肪（其成分与橄榄油相似），但这些健康脂肪遇到高温，$\Omega-3$ 会发生酸败，因而其益处会大打折扣。你可能不会闻到哈喇味，因为有些食品加工商会加入除臭剂掩盖哈喇味。转基因生物巨头孟山都公司生产的转基因大豆和油菜籽，经过基因改良后，可以承受高剂量的杀虫剂，因此，菜籽油很"脏"，应该避免食用，除非是非转基因并标有"冷榨"或"物理压榨"的菜籽油。

橄榄油对健康具有无与伦比的益处，不过，偶尔也可少量摄入有机黄油、澄清黄油或净化黄油，它们的Ω-3含量高于普通黄油。摄入健康的脂肪，不但可以摆脱坏脂肪，还有助于保持健康的多巴胺水平。

尽管大型食品公司使出各种欺骗招数，但基于大豆油的蔬菜酱并不利于心脏健康，也不比黄油更健康。大豆油含有大量的Ω-6脂肪酸。健康膳食不应该包括人造黄油或蔬菜酱，也不应该包括大豆油制成的低热量黄油喷雾。

选择植物油还要注意一点：小心"油醋汁"。健康的油醋汁是由橄榄油和醋制成的，可以逆转糖脑。但很多成品油醋汁是骗人的，加入了大量的导致大脑萎缩的糖以及Ω-6含量高的大豆油。至于蛋黄酱，要选择全橄榄油制成、不含任何大豆油的蛋黄酱。我还喜欢素蛋黄酱，它是由物理压榨菜籽油制成的，而且不像大多数菜籽油那样含有杀虫剂。

### 蛋白质

一定要清楚：抗炎性Ω-3会和促炎性Ω-6争夺细胞空间。因此，只服用一粒鱼油补充剂，根本无法抵消整天摄入Ω-6含量高、导致大脑萎缩的食物所造成的损害。如你所知，有机、草饲、放养或牧养的动物性食品，其Ω-3含量会高于工厂化养殖的动物性食品。尽管如此，有机鸡肉的Ω-3含量仍然无法与野生三文鱼相媲美。

此外，你还必须明白：你的膳食是"减少害处"还是"增加益处"。常规饲养、工厂化养殖的鸡胸肉脂肪含量较低，其 $\Omega-6$ 的含量会低于常规饲养和工厂化养殖的牛肉。如果你选择鸡肉而不选择牛肉，你采取的就是"减少害处"哲学。这是朝着正确方向迈出的一步——从"坏"到"较好"。然而，要让大脑真正获得生长，你还必须采取"增加益处"的饮食方案，增加 $\Omega-3$ 的摄入量。选择有机鸡肉而不是工厂化养殖的鸡肉，你就是从"较好"迈向"好"；选择烤北极红点鲑、野生三文鱼或杆钓金枪鱼，你就是从"好"迈向"很好"。这就是"增加益处"的膳食哲学，可以带来大量的利于大脑生长的 $\Omega-3$ 脂肪酸。

植物性饮食无法提供身体所需的可利用形式的 $\Omega-3$。植物性 $\Omega-3$ 脂肪酸必须转化为二十碳五烯酸（EPA）和二十二碳六烯酸（DHA），但你的身体不太擅长这种转化，尤其不擅长将植物性 $\Omega-3$ 转化为二十二碳六烯酸。正因为如此，素食主义者往往要服用藻类DHA补充剂。不过，核桃、亚麻籽和奇亚籽仍然是抗炎性 $\Omega-3$ 脂肪酸的很好来源。如果你喜欢吃鱼，可以将海产品和植物性 $\Omega-3$ 来源食品纳入你的膳食。

实施28天的"糖脑康复方案"期间，从第一周开始加入一份富含 $\Omega-3$ 脂肪酸的食物。然后，从第三周开始限制"负能量"食物。


### 哪些是富含 $\Omega-3$ 的食物？

● 所有海产品（非油炸，不含大豆油、菜籽油、花生油、玉米油等食用油中的坏脂肪）

● 除了普通海产品，我建议你坚持食用"超级海产品"清单中的那些海产品，因为它们不但 $\Omega-3$ 含量非常高，而且汞含量极低。你的新饮食方案会包括很多海产品，因此，必须选择洁净的海产品。

● 植物性 $\Omega-3$ 来源：核桃、亚麻籽、奇亚籽

### 哪些脂肪/蛋白质是"负能量"食物？

● 所有油炸食品

● 所有含坏植物油的食品（不包括橄榄油、初榨椰子油、冷榨或物理压榨的菜籽油、核桃油、鳄梨油、澳洲坚果油和马来西亚棕榈油）

● 所有加工肉制品（包括午餐肉）

● 所有常规饲养/工厂化养殖的动物性食品，包括肉、蛋、奶和奶制品

### 有机、草饲或牧养的蛋、奶或奶制品怎么样？

● 这些是"中性"食物。它们的 $\Omega-3$ 含量高于工厂化养殖和常规饲养的动物性食物，但其 $\Omega-3$ 含量仍然无法与海产品相媲美。不过，它们并不属于"负能量"食物，可以适量摄入。

| $\Omega-6$ 食物 | $\Omega-3$ 食物 |
| --- | --- |
| 导致大脑萎缩 | 促进大脑生长 |
| 促炎性 | 抗炎性 |
| 坏脂肪 | 好脂肪 |
| $\Omega-6$ 脂肪酸含量高 | $\Omega-3$ 脂肪酸含量丰富 |
| 西方饮食 | "糖脑康复方案"的地中海生酮饮食 |

## 缺乏多巴胺：男性更不容易？

我的亲身经历证明，很多人并不符合这种性别模式观念：男性容易缺乏多巴胺，女性容易缺乏血清素。作为男性，我受到血清素问题的困扰更大，因此，我知道很多人都不符合这种泛泛之论。

尽管如此，我也必须承认，很多研究都指出：女性更渴求糖和冰激凌，而男性似乎更喜欢加工红肉、坏脂肪含量高的其他食物以及威士忌酒带来的"多巴胺快感"。不管是生而有之，是后天逐渐养成，还是兼而有之，这种性别差异可能确实具有某些生物学基础。

不管是如何产生的，成年男性生产的血清素水平普遍高于成年女性，而且男性大脑储存血清素的效率也更高。研究期间，面对同样的压力源，女性流向大脑情感中心的血流是男性的8倍，这表明女性血清素的消耗速度快于男性，血清素更容易被压力耗尽。女性因为血清素水平低而患上抑郁症的概率约为男性的2倍，更容易感到焦虑（血清素水平低的另一迹象）。有些研究显示，女性对提升血清素的抗抑郁药物的响应更好，表明她们的问题在于血清素水平低，只要提升血清素水平，抑郁就可得到缓解。

然而，男性似乎更容易对多巴胺上瘾。2006年的一项研究发现，男性对提升多巴胺水平的药物的药效更易感。男性和女性服用相同剂量的安非他明后，男性大脑的多巴胺水平远高于女性。男性还更容易患上注意力缺陷/多动症，这种疾病也与多巴胺水平低相关。

有些研究人员猜测，药物会响应男性特有的调节大脑多巴胺生产的某个基因。也许正是这个原因，男性才比女性更容易患上精神分裂症、帕金森氏症（因生产多巴胺的大脑神经元发生死亡而引起身体震颤、运动迟缓的一种疾病，表明大脑缺乏这种神经化学物质）等与多巴胺相关的疾病。

## 多巴胺奖赏效应

如果你正在受到多巴胺水平低的困扰，很可能已经注意到多巴胺维持各种成瘾的某种细微方式。任何时候，只要我们感到快乐或者某种渴求得到满足，就会产生多巴胺快感。不管我们缺乏的是血清素、多巴胺还是其他大脑化学物质，也不管我们渴求的是某个人还是某种体验、物品或物质，都是如此。多巴胺具有强大的奖赏效应，因而使我们更难抗拒各种渴求。

多巴胺水平过低，我们就无法从摄入的高脂食物中获得这种快感，因此，我们会继续渴求脂肪，直到多巴胺水平最终升高。这种关系得到了一项研究的证实：研究人员让几组年轻女性喝奶昔，然后监控奶昔对她们的多巴胺水平的影响。多巴胺水平最低的那些女性，一年后体重增加的比例最高。研究人员推测：喝过美味的奶昔后，如果某个女性的多巴胺水平仍然较低，她就更容易渴求高脂食物。

对你而言，这意味着什么呢？如果你正在努力解决多巴胺缺乏，那就要多体恤自己，因为那种感觉就好比是整个身体都在把你推向致癌物质。多巴胺本身就是对快乐的奖赏——某种瘾或更为健康的物质得到满足，因此，你很难不渴求更多的多巴胺。正因为如此，我希望你特别小心，要尽力放弃那些不健康的选择，同时让你的膳食和生活增加促进多巴胺生产的"正能量"食物和活动。

## 咖啡因快感的代价

咖啡因是一种刺激多巴胺分泌的重要物质，约90％的美国成年人每天都会摄入咖啡因，主要通过喝咖啡、能量饮料和汽水摄入。同糖、淀粉和脂肪一样，咖啡因也可以让我们很快获得快感，接着就是难受的崩溃反应。对此，我们的反应往往是寻求甜食或坏脂肪食物，以便恢复精神。咖啡因在快感期确实具有抑制食欲的作用，但在崩溃期你会感觉更饥饿。

缺乏睡眠，不但会降低多巴胺水平，还会降低血清素水平。咖啡因会影响睡眠的安稳性，睡眠不安稳，你的多巴胺和血清素水平都会下降。睡眠不足——大多数美国人都是如此，你只得求助于糖、坏脂肪和各种形式的咖啡因，才能熬过一天的时间。

如何解决呢？首先，要拥有充足的睡眠。我知道，说起来容易做起来难，但它对你的健康、快乐和减肥至关重要。缺乏睡眠不但会降低重要的大脑化学物质的水平，引起食物渴求，还会增加皮质醇的生产，使你的身体对脂肪上瘾。

其次，长期细心观察咖啡因如何影响你的睡眠。咖啡因的"半衰期"为6个小时，也就是说，下午4点喝的咖啡或能量饮料，晚上10点你体内仍残留一半的咖啡因剂量。即使没有入睡问题，咖啡因也会影响你的睡眠深度。如果第二天醒来感觉疲乏，你就会渴求更多的咖啡因，以及帮助你熬过咖啡因循环的糖、淀粉和脂肪。

当然，如果你喝的是时下流行的那些美味的咖啡饮料，那很可能会同时摄入糖，脂肪和咖啡因。这种组合特别难以抗拒，也特别容易让你上瘾、疲惫，你的情绪易有波动，体重也会很容易增加。

实施"糖脑康复方案"的28天里，你每天最多喝两杯咖啡或含咖啡因的茶。你将增加那些促进多巴胺水平的健康活动和食物，因此，你会注意到自己对咖啡因的渴求开始减弱。轻断食可以提升肾上腺素的水平，因此，你只需喝少量的咖啡就能保持头脑清醒和警觉。

## 多巴胺水平低：沮丧、无聊与无能感

现在，你已经明白：多巴胺水平低，会引起无精打采、沮丧、无聊和无能感，有时还会导致临床抑郁症。不过，它也会反向作用：沮丧、无聊和气馁会耗尽多巴胺。

气馁→多巴胺水平低→更气馁→多巴胺水平更低→更气馁……

是先感到气馁，还是先有多巴胺水平低？这就像是在问先有鸡还是先有蛋，我们无法确定，不过，这并不重要。重要的是，要消除这种"负能量"思维，恢复多巴胺的活力。

维持多巴胺健康生产的食物至关重要，它们和坏脂肪或过量咖啡因一样，也可以帮助你摆脱不愉快的心情。在本书第四部分，你将读到如何实施为期28天的"糖脑康复方案"、如何将促进多巴胺分泌的"正能量"食物加入日常膳食，从而获得情感和生化物质支持，摆脱过山车式的咖啡因"快感－崩溃"循环。

你还可以利用思维的力量，消除那些导致气馁、疲乏和缺乏动力的"负能量"思维，养成给人兴奋感、能量和决心的"正能量"思维。正如我们在第5章读到的，口头禅是你拥有的最强大的思维转换工具之一。

## 新奇感与肥胖病

最新研究表明：喜欢追求新奇感的人，更容易缺乏多巴胺，也更可能患肥胖病。2015年，有一项研究对600多位女性肥胖症患者进行了为期一年的跟踪调查。在全面实施减肥计划之前，她们接受过性格测试。一年之后，结果显示："追求新奇感"得分低与体重减轻具有相关性。"追求新奇感"得分低的女性，能够抵御食物的诱惑，而那些具有"追求新奇感"个性的女性则无法抵御诱惑。追求新奇感与冲动、即时满足自然是相关的。如你所知，如果屈服于诱惑，大脑就会萎缩，而萎缩的大脑又会加剧冲动性。请不用担心，"糖脑康复方案"将帮助你利用思维的力量改变你的大脑。

# 识别你的口头禅

如果你跳过了第5章，请返回去阅读"认识口头禅"部分，了解什么是口头禅以及口头禅如何帮助你远离"负能量"思维，养成"正能量"思维。多巴胺水平低，你的口头禅很可以表现出你的气馁、挫败和无能感。下面是常见的一些表明多巴胺缺乏的口头禅：

没人真正理解我；

我不够优秀；

我独自对抗全世界；

我从未有过真正的成功；

我经常让人失望；

我的生活不是我想象的样子；

我什么也做不成；

我无法改变；

就这样吧；

我就是动不起来；

我什么都做不对；

生活不应该是这样子；

我不是真正的好人；

我应该更坚强；

我不对劲儿；

我就是振作不起来；

我感觉很无助；

*我真希望换个地方。*

我知道，这些负面表达肯定让人不好受，但就像是准备切除恶性增生组织的外科医生，我们必须首先正确识别"病灶"，然后才能采取应对措施。我们每个人都在讲述一个关于自我和世界的故事——一个体现于我们的口头禅的故事。我们的口头禅告诉我们可以对自己和世界期待什么。改变口头禅，进而改变行为，获得新结果，我们就会走得更远。但是，如果不首先识别自己的口头禅，我们就无法改变口头禅。

你的口头禅是什么呢？上面这些口头禅，哪一个可以总结你对自我和世界的感受？如果有，那它就是你的"负能量"口头禅。请把它写下来，然后阅读下面的内容，看看这个口头禅如何影响你的体重。

如果上述句子无法准确描述你的感受，那就自己写出"负能量"口头禅。请花几分钟时间，认真写出能表达自我和世界的核心信念的句子或短语。你听到什么话语会感到气馁、怠惰和无能？请把它写在容易触及的地方，然后继续阅读下面的内容。

## 口头禅如何影响体重

我们在第5章读到，"负能量"口头禅对大脑化学环境具有巨大的影响。每次你对自己说这些口头禅，哪怕是无意识地说，你的多巴胺水平都会有所下降。陷入这些"负能量"思维，你就会陷入生活的泥潭。这一点，你的大脑化学环境可以反映出来：

环境限制→愤怒或气馁→多巴胺水平下降→更绝望、更缺乏改变动力→不行动或鲁莽行动→生活更受限制→多巴胺水平更低→更绝望……

你不难明白，缺乏多巴胺会如何导致食物成瘾和体重增加。越缺乏动力、感到气馁，就会越渴求咖啡因和高脂食物带来的某种快感。你会极度缺乏活力和使命感，可能只有咖啡因、脂肪以及冒险或刺激性的行为才能带给你快乐的感觉。

## 转变你的口头禅

原有的那些"负能量"口头禅会让你深陷痛苦的循环，还会引起肥胖，明白了这些，现在就请选择新的、积极的口头禅代替它们。下面是一些可供选择的"正能量"口头禅：

只要真正努力和我所爱的人交流，他们随时都会愿意帮助我；

我擅长很多东西，越集中力量，感觉就越好；

我在很多生活领域都是成功的，缺点其实是成长机会；

很多人都爱我；

我的生活同我想象的不完全一样，但我有很多值得自豪的方面，还有渴望取得的成就；

采取有效的策略，我就能高效完成任务；

很多东西都让我感到快乐，我仍然感到空虚，说明我需要改变或增加生活内容；

我就是我，上苍给我怎样的生活，我就怎样生活；

我来到这个世界，是为了看看我能为生活做什么，而不是生活能为我做什么。

请从上面选择一个"正能量"口头禅，或者自己创建口头禅，写出一个能表达你的自我和世界观的句子。我们后面还会回到这一点，所以我希望你现在就准备好。正确的"正能量"口头禅是一种强大的工具，可以塑造你的生活，更可以塑造你的身体。我希望你选择的口头禅能准确表达你的自我以及你渴望的生活。

## 利用"糖脑康复方案"转变口头禅

我们在第5章读到，改变口头禅并不是一个简单的任务。不管你多么频繁地告诉自己要改变自我感觉，你的那些感觉依然会存在。如果你感到气馁、缺乏动力或抑郁，那这些感觉就是真实存在的，逻辑分析不一定有用。

能够改变你的自我观念和口头禅的，只有你的体验。尝试新的行为并关注结果，你就可以重建自己的生活。

请看看下面这些旧口头禅转变为新口头禅的例子。你觉得哪个符合自己呢？

| 旧口头禅 | 新行为 | 新结果 | 新口头禅 |
|---|---|---|---|
| 我不够优秀。 | 报名学习一直想学的西班牙语。 | 我发现自己很擅长学习外语。我是一个聪明人。 | 我擅长很多东西。 |
| 我无法改变。 | 列出自己最感恩的三件事情；花10分钟时间写出最想改变的一个生活领域。 | 认可生活中做对的事情，让我感到快乐。坦诚面对自己的时候，我发现自己对工作不满意。我要去参加大学的开放日活动，看看能否学习某些课程。 | 生活中到处都是成长和改变的机会。 |

采取行动创造新的体验，这是"糖脑康复方案"真正有效的原因所在。去陌生的地方旅行、挑战智力游戏或脑筋急转弯、尝试不同的食物、探索新的业余爱好或运动方式，这些行为都可以提升多巴胺水平，让你看见自己身上和生活中的新的可能性。如此一来，恶性循环就会变为良性循环：

"正能量"行为→积极的结果→"正能量"口头禅→多巴胺水平提升→兴奋感、活力和动力增强→能量增强、更多"正能量"行为→积极的结果→更多"正能量"口头禅→多巴胺水平提升……

你可能无法一夜之间就改变一切。不过，你可以做出马上就能感受到的小改变。逐步改变，循序渐进，假以时日，你会发现自己成功创造出新的口头禅以及新的生活。第一步很简单：将"正能量"食物和活动纳入膳食和日常生活。至于结果，谁知道呢？

## 支撑新口头禅

我们在第5章读到，我经常让我的病人做"因果练习"，借此支撑他们的新口头禅。下面这个例子，可以说明"因果练习"如何支撑一个促进多巴胺分泌的口头禅：

我在很多生活领域都是成功的：

——因为我努力尝试；

——因为我拥有所做事情的天赋；

——因为我就是我；

——因为我直面挑战。

## 恢复多巴胺活力

在28天的"糖脑康复方案"实施期间，你的目标是让身体恢复自然生产多巴胺的能力，反过来又会让你恢复享受生活的能力。

提示：最初的两周时间，你渴求的东西都不会被"剥夺"。你只需注入促进多巴胺分泌的"正能量"：富有挑战性的活动；富含氨基酸、维生素和矿物质的食物。你的身体开始稳定生产多巴胺，逐渐摆脱坏脂肪和咖啡因引发的"快感-崩溃"循环。你不再渴求坏脂肪，你对咖啡因的渴求也会减弱。你会发现自己的体重开始自然下降，还可以继续享受美味的食物——但要适量，不要过度。

你得到的回报，是重新找到生活的快乐，重新获得前进的动力去做出理想的选择。

# 第7章 感到失控：缺乏血清素和多巴胺

如果说"我没有安全感"是缺乏血清素的常见口头禅、"我不够优秀"是缺乏多巴胺的口头禅，那么，"救命啊！我的生活已经失控！"则是血清素和多巴胺都缺乏的口头禅。如果这两项自我测试的得分都很高，你就会感到自己的身体和生活都已失控。你可能经历过一系列的压力事件——父母病重、离婚或和恋人分手、子女危机或工作难题。你会觉得，你过去很容易同食物和进食保持"正当"关系，可现在生平第一次无法做到。或者，你一直在同食物抗争，但现在可能觉得它占了上风。你可能一直觉得自己饮食失控，也可能是生活中的其他问题，于是，你开始求助于"糖脑康复方案"，希望能恢复控制力，重新拥有力量感。

失控意味着什么呢？下面就是一些可能性。并非所有人都符合这些描述，它们只是你可能出现的感受或行为方式。你符合其中哪些描述呢？

| 血清素水平低 | 多巴胺水平低 | 血清素和多巴胺水平都低 |
|---|---|---|
| **感受**：焦虑、恐惧、无助、悲观、犹豫不决、自卑。 | **感受**：愤怒、抑郁、绝望、疲乏、无望、无精打采、缺乏动力。 | **感受**：走投无路、迷茫、筋疲力尽、狂躁、呆若木鸡、歇斯底里、无能为力。 |
| **行为**：总是为关系、金钱、工作或未来感到担忧、心神不宁；逃避做决定；黏人、依赖性和需求感强；经常因为焦虑而难以入睡；频繁或持续渴求甜食或淀粉食物。 | **行为**：哪怕是小事也会突然勃然大怒；哪怕是最简单的任务也觉得无法完成；无法集中注意力；经常责备自己出错、提醒自己无能；为逃避无能感，关闭自己的想法和感受；难以保证睡眠质量；频繁或持续渴求高脂肪食物。 | **行为**：有时伸出援助之手，有时又把人推开；失控般大哭；健忘或容易迷茫；封闭自己；睡眠过多或过少，感觉睡眠很无助；性欲不正常，过于频繁或过少；频繁或持续渴求糖和坏脂肪。 |

你瞧，血清素和多巴胺水平都低，你就会渴求糖（表明缺乏血清素），还会渴求坏脂肪（表明缺乏多巴胺）。你的大脑化学环境已经失去平衡，因此，与那些只缺乏其中一种化学物质的人相比，你的渴求感会更加强烈，其他的反应也会更大。中度缺乏血清素的人，可能会有些黏人，如果你的朋友说她得挂电话了，你的眼泪就会夺眶而出；中度缺乏多巴胺的人，可能脾气有些暴躁，如果你的爱人忘记买牛奶，你就会勃然大怒。你感觉自己的内外环境都已失控，频繁或持续性的食物渴求以及似乎无止境的食欲，只会雪上加霜。

不管这是你的常见状况，还是近期才出现的情况，都会让你感到极度懊丧，陷入第四部分提及的那七种"负能量"思维模式。你竭尽全力地重新掌控自己的饮食、生活或反应，如果没有获得完全成功，或者无法维持控制力，那你的自我感受甚至会更糟糕。这些负面感受会进一步耗尽你身体储存的血清素和多巴胺。于是，你的大脑发生萎缩，你会更加感到无力、难以抗拒和失控。你又陷入了新的恶性循环：

近期或长期的生活压力或家庭问题→血清素和多巴胺水平低→感到无力、难以抗拒和失控→血清素和多巴胺水平更低→大脑萎缩→更加感到无力、难以抗拒和失控……

难怪你会渴求那些让大脑萎缩的糖和坏脂肪！如果是这样，请不用担心！你对食物的感觉越强烈、越难以抗拒和失控，大脑化学环境越可能失衡，大脑也越可能萎缩，这其实是好消息，原因有二：

第一，问题的根本不在于你本身、你的个性或意志力，而在于你的饮食和生活方式。

第二，我交给你的饮食方案，开始阶段只需增加促进大脑生长的"正能量"食物和活动，不必减掉任何东西。与过去那些无效的节食法不同，增加食物和活动，不用舍弃任何东西，你就可以获得渐进脱瘾的可持续性益处。你此前尝试的那些节食法，几乎都注定会失败，因为你会陷入痛苦的戒断反应。血清素和多巴胺水平都低的人，会尤其痛苦。

"糖脑康复方案"包括改变思维方式的意识工具和自我催眠的潜意识工具，可以帮助你安然度过戒断反应期，你甚至都不会注意到任何戒断症状。那就让我们开始吧。现在，就请把你的口头

禅 "我失控了"转变为"我知道自己的优点和缺点，我能做出健康的选择"。

## 改写你的口头禅

如果有必要，请重读前面两章口头禅部分的内容。然后，识别自己现有的"负能量"口头禅。下面这些可能就有你的"负能量"口头禅：

我什么事情都处理不好——简直是一团糟！

我搞砸了一切，正在为此付出代价。

为什么我生活中的一切总是出岔子？

不管尝试什么，就是做不好——我讨厌尝试。

救命啊！我失控了！

你也可以写出描述你心理状态和情绪状态的"负能量"口头禅。

然后，选择可以帮助你恢复大脑化学环境平衡、重新掌控生活的"正能量"新口头禅。下面这些可供你选择：

我现在就开始解决自己的问题，我可以处理好。

有些事情的发生，并不是我的错。现在我要处理自己可控的事情。

我的生活不完美，但我已经得到很多教训，变得更加坚强。

有了这种成长，我要创造自己想要的生活。

我有很多讨人喜爱的优点和品质。我要开始爱自己。

我不会永远感觉如此。这些难受的感觉是告诉我：要为自己创造不同的、更好的东西。

越做有生活掌控感的事情，我的感觉就会越好。

我会好起来的。


你同样可以自己写出新的"正能量"口头禅——能帮助你创造理想生活的口头禅。花几分钟时间想好措辞，然后把它写下来。

最后，拿出这个新口头禅，在后面补出"因为"的句子。我希望你坚持这样做，只要有新的"因为"，就把它补在后面。不过，现在请花几分钟时间至少补出三个"因为"：


我会好起来的：

——因为我这次会换个做法，寻求所需的帮助；

——因为我以前有过这种感受，而且撑了过来；

——因为我愿意做任何事情，只要能实现目标；

——因为我能干、漂亮、讨人喜爱。


如前所述，我希望你不要只是简单接受这些看待世界和生活的新方式。你需要花时间创造体验去证实你的新口头禅。下面这四项训练活动，可以支持你努力改善自己的大脑化学环境。

## 1. 后知后觉

回忆一下你为之担忧或愤怒，结果只造成短暂问题的某件事情。可能是痛苦不堪的、你认为永远无法撑过的离婚或分手，也可能是和朋友打架、和同事起争执或和家人发生冲突。不管怎么着，问题最终都得到了解决。你甚至想过：我当时干吗要那样担忧呢？但身处其中的时候，这个问题会让你觉得精疲力竭、沉重不堪。

静静地坐上一分钟，尽量重温那个痛苦时刻，包括结果——最终并没有发生什么真正可怕的事情。让自己同化这样的事实：那些感受根本不会永远存在。找一个与痛苦记忆相关联的形象或词语，下次你认为自己的感受永远不会好起来的时候，就画出那个形象或说出那个词语。不要永远纠缠其中，破坏自己的大脑化学环境，要通过这个训练活动予以反击。

## 2. 内心对话

想象你的大脑和心脏都能说话，它们彼此在对话。你的心脏代表着你的感受，有时候也包括"负能量"感受。你听见内心某个声音说"不会有改变的"或者"你不可能撑过去的"，这就是你的心脏在"说话"。它甚至会说："何苦呢？"

心脏这样说是有理由的。感受是重要的信息，有时候，这些绝望的话是在告诉我们："做出改变！这样做不行！做点儿别的吧！"

因此，千万不要忽视你的内心。要认真倾听你的大脑如何回应。情感心脏说："我是个讨厌鬼，我恨自己。"此时，就想象你的逻辑大脑在说："你不讨厌，你是有善意的人。"心脏说："何苦呢？不会有任何改变的。"此时，就让逻辑大脑回答说："我们将开启28天的征程，我们要做的事情，以前从未做过。请想想，我们将拥有无法想象的全新感受。"

### 3.流放感受

想象一下：你坐在河边的一棵树下，河面平静、阳光灿烂。感觉自己真的就盘腿坐在草坪上。现在请想象：这条河流代表着你的内心，容纳着你此刻所有的想法和感受。感觉你和河流正在分开。顺水漂走的，是你的想法和感受，而不是你自己。你还坐在河边，不在河里。

留意你的本质与你的想法和感受之间的不同。看着你所有的想法或感受顺水漂走。你瞧，"我不够优秀"漂走了；"不会有任何改变的"漂走了；"你会减肥的，还是别折腾啦"漂走了；"没人会爱你""你一事无成""有意义吗？"都漂走了。你可能熟悉这些想法和感受，但坐在河边的时候，你能看出它们并不是你本人吗？不要争执、指责或试图改变它们。只需流放它们，看着它们顺水漂走。

### 4.找些事做

我把最简单的训练活动——找些事做——放在了最后。感觉自己陷入焦虑或悲伤的思维模式、生活完全失控的日子里，就去做那些"正能量"事情，让自己感觉到快乐和成效。选择一个任务（不管是多么小的任务）——把咖啡桌上的书放回书架或出门倒垃圾，甚至是洗个澡。告诉自己去做，让自己完成它。然后选择某件乐事儿——看搞笑的电影或散步5分钟，或者和朋友煲电话粥，然后就去做。如果你不知道做什么，可以看看第12章和第13章上的"正能量"活动清单，然后从中选一个。任选一个都行。有时候，重要的是去做，而不是做什么。

## 滋养大脑，掌控生活

血清素和多巴胺都缺乏，会带来糟糕的感受。面对困境，你很难不自责；你会感到非常抑郁、自卑和迷茫，无力采取措施加以改变。如果你既缺乏血清素，又缺乏多巴胺，对于你所处的痛苦，我深表同情。你的康复方案将结合血清素和多巴胺"正能量"，以便同时补充这两种大脑化学物质。我还要向你保证：你的问题可以解决。请做出承诺：从第一天起，就严格遵从"糖脑康复方案"28日计划，然后是第二天、第三天、第四天。知道自己未做好准备前不必放弃任何东西，也许你更容易做出承诺。时机一到，立即实施"糖脑康复方案"，然后重新掌控自己的生活。

# 第8章　轻断食的秘密

如你所知，"糖脑康复方案"采用的是地中海生酮饮食法，不但可以减小腰围，还会促进大脑生长。本方案的生酮方法包括轻断食和空腹运动。无法从食物中获得葡萄糖，你的身体就被迫燃烧储积脂肪。身体燃烧脂肪时，会释放一种叫作酮体的物质。为了促进这一过程（"生酮"），传统生酮饮食采取的做法是长期控制碳水化合物摄入。

这个饮食法提倡的是"温和生酮"，有助于减掉腹部脂肪，同时促进大脑生长。通过膳食和轻断食减少糖的摄入量，血糖水平就会下降。实践证明，轻断食的生酮效果强于标准的低热量节食法，因此，你无须长期控制热量摄入，也能获得最大的效果。

断食会让你随后过量摄入热量，这是最大的"神话"之一。《英国医学杂志》发表的一篇文章，分析了多项针对吃早餐者和不吃早餐者的比较研究，结果发现：不吃早餐者每日摄入的热量，比那些吃早餐者低200～300卡路里；不吃早餐者的体重往往也更低。作为"糖脑康复方案"的一部分，你会几餐不吃或吃代餐。

这个饮食方案还可以显著降低胰岛素水平，减轻胰岛素抵抗。胰岛素水平高或存在胰岛素抵抗，葡萄糖就会堆积在血流中，从而引起大脑萎缩、腰围增加。《国际肥胖症杂志》（IJO）发表的一项研究中，两组受试者均采用地中海饮食。一组受试者基本采用地中海饮食，同时每周轻断食几天——这同你即将实施的"糖脑康复方案"完全一致。另一组受试者保留地中海饮食，只将每日摄入热量控制为1500卡路里。在为期6个月的研究期间，断食组摄入的总热量稍高。两组受试者的体重均下降，但同时采用地中海饮食和轻断食的受试者，其胰岛素水平降低、胰岛素抵抗减轻。采用地中海饮食和控制热量的那组受试者，其胰岛素水平和胰岛素抵抗均没有任何改善。

除了改善胰岛素状况，"糖脑康复方案"的地中海生酮饮食混合模式的长期可持续性也远高于单纯的生酮饮食。它包括传统生酮饮食严格限制或排除的水果、豆类等有益大脑健康的食物。水果和豆类所含的某些氨基酸、维生素和矿物质，对血清素和多巴胺的生产起着至关重要的作用。这两种"快乐"化学物质水平高，你就会感觉很好。感觉好，你就更容易做出健康的选择。

除了轻断食，本方案还会结合运动。短期轻断食结合运动，你也可以获得长期断食或严格生酮的那些益处。你会发现：因为生长激素水平升高，你的肌肉会增加；断食可以提升肾上腺素水平，因而你的能量增强。脂肪减少、肌肉量增加，因此，体重秤上的数字可能不会很快变化。不用担心，对于糖脑康复而言，身体成分比身体重量更重要。你的健康状况仍在改善，这一点，你的感受会告诉你。

你应该做哪种空腹运动呢？大多数人会做连续性的空腹有氧运动。散步1小时、慢跑45分钟、划船机上锻炼30分钟、匀速游泳1小时,这些都是很不错的空腹运动。

我还喜欢做时间较短的空腹运动:交替进行举重或肌肉训练。我常说,一般而言,你喜欢的运动就是最好的运动,因为它是你真正会做的运动。增加空腹运动,并不意味着你应该放弃常规的日常运动。在第1周,你会增加1次空腹运动,但在三餐正常的那几天,你还应该每天坚持运动。

如你所知,腰围减小后,脑容量增大的可能性就会升高。作为轻断食计划的一部分,你可以有一餐完全不吃,也可以用骨头高汤或蔬菜高汤代餐(这两种汤的食谱,请参见附录1)。骨头高汤是断食期间唯一不算食物的"食物"。你还可以喝清水、无糖咖啡和茶。研究表明,轻断食是提升多种有助于糖脑康复的激素水平的最佳方式之一。

轻断食还有助于提升血清素水平。如你所知,健康的大脑化学环境是"糖脑康复方案"地中海生酮饮食的核心。通过无糖方式提升这种具有安慰作用的激素的水平,你就能摆脱致瘾食物的控制。研究发现:采用轻断食的人,几周后血清素水平升高33%,一个月后升高43%。研究人员还指出,轻断食几天,就可情绪改善、内心宁静、头脑清醒甚至是极度愉悦。研究表明,轻断食还可以提升多巴胺水平。

因此,不管你是否缺乏血清素或多巴胺,你的康复方案都会包括轻断食和空腹运动。

轻断食和运动可以使脑源性神经营养因子(生长激素)水平激增。好消息:研究表明,脑源性神经营养因子会让因糖而发生萎缩的脑区(海马体)恢复生长。增加轻断食,你的脑源性神经营养因子水平的提升效果，将让你感到震惊。有一项研究发现：仅轻断食数周，脑源性神经营养因子水平就升高25%，轻断食一个月就激增47%。

为了达到"三面围攻"的效果，可以结合轻断食、空腹运动和红外线桑拿。研究发现：受试者每天接受红外线桑拿，为期两周，与对照组相比，其体重降低、空腹血糖水平下降。既能放松，又能燃烧一些多余热量，谁不想这样呢？红外线桑拿还可以有效脱毒。有关红外线桑拿和脱毒重要性的更多信息，请参见附录2。

## 将轻断食和空腹运动纳入为期28天的"糖脑康复方案"

除了通过摄入有助于增加脑容量的食物恢复大脑化学环境，为了增强效果，为期28天的"糖脑康复方案"还包括轻断食和空腹运动（这是地中海生酮饮食的"生酮"元素）。

第1周，选择一顿早餐或晚餐不吃，或吃代餐，断食16小时——第一天晚餐到第二天午餐期间不要进食。骨头高汤或蔬菜高汤可用作断食的代餐，因为它们对血糖和胰岛素水平的影响微乎其微，甚至不会有任何影响。因此，你有8小时的进食"窗口期"。假设你周五的晚餐在晚上8点结束。如果你周六不吃早餐，正午才吃午餐，那就会断食16小时，中午12点到晚上8点才恢复进食——8个小时的进食"窗口期"。缩短进食"窗口期"，对大脑健康和减肥具有不可思议的作用。每周至少做1次空腹运动，也可以增强效果。因此，你会在周六上午11点左右运动。如果你中午12点才结束运动，可以回家后中午12:30吃午餐。

如果你选择不吃晚餐或吃代餐，你也会断食16个小时。你可以选择不吃周二的晚餐。如果周二的午餐在下午2点结束，那周三早上6点才吃下一餐。如此一来，你就要在周三清晨5点左右进行空腹运动。尽量在空腹运动结束30分钟后再吃下一餐，多吃健康的、富含Ω-3的蛋白质/脂肪和水果，将其作为肌肉恢复生长所需能量的碳水化合物来源。

早餐或晚餐不吃或吃代餐，这是因为要利用你已经处于断食状态的时间：睡觉期间。因此，不要不吃午餐。不吃早餐更好，还是不吃晚餐更好？这就要看你的日常安排和优先事项，还要考虑你的依从性。

不吃晚餐或吃代餐，减重效果会更好，但不吃早餐或吃代餐更容易。不吃早餐感觉更容易，是因为你的生长激素释放肽（饥饿激素）的水平早上最低、晚上最高。不过，不吃晚餐的效果会更好，因为晚上所吃食物比早上所吃食物更容易储存为腹部脂肪。在一项研究中，肥胖受试者12周内摄入完全相同的热量。一组受试者早餐只摄入200卡路里，而另一组受试者晚餐只摄入200卡路里。晚餐吃得较少的那组受试者发现，他们的腰围减得更多、血糖下降更明显。

实施这个方案期间，不要吃零食，不过，可以喝清水、无糖咖啡或茶，外加不超过1茶匙的有机半脱脂奶油等含有健康脂肪的食物。（例外情况：暴饮暴食者如果发现自己不吃零食更容易暴饮暴食，可以餐间吃点儿零食。更多的建议，请参见第11章关于暴饮暴食部分的内容。）

第2周，两餐不吃或吃代餐，至少做1次空腹运动。本周连续两餐不吃或吃代餐，效果会最佳，比如一个晚餐及第二天的早餐不吃。这样选择，意味你本周要断食20小时。连续两餐不吃或吃代餐——晚餐及第二天的早餐，这两天每天仍会吃两餐，可以保证足量摄入维持大脑生长和健康的Ω-3、氨基酸、维生素和矿物质。

如果觉得晚餐及第二天的早餐不吃或吃代餐很困难，可以间隔着两餐不吃或吃代餐：一个早餐及一个晚餐；两个早餐；或者两个晚餐。这样做，你本周就可两次断食16小时。如果间隔着两餐不吃或吃代餐，就要在吃下一餐之前做空腹运动。比如，早餐不吃或吃代餐，那就在午餐前做空腹运动。如果是晚餐不吃或吃代餐，那就在第二天早餐之前做空腹运动。

第3周，三餐不吃或吃代餐，至少做两次空腹运动。本周最好连续两餐不吃或吃代餐，外加一个早餐或晚餐不吃或吃代餐。这样你本周就可一次断食16小时、一次断食20小时。也可以间隔着三餐不吃或吃代餐：两个早餐及一个晚餐；一个早餐及两个晚餐；三个早餐；或者三个晚餐（相当于本周三次断食16小时）。早上做空腹运动。如果你都是晚餐不吃或吃代餐，就要在第二天早餐前做空腹运动。如果你不吃早餐，就要在临近午餐前做空腹运动。

第4周，四餐不吃或吃代餐，做两次空腹运动。本周连续两餐不吃或吃代餐并重复两次。这样你本周就可两次断食20小时。也可以这样做一次，再有两个早餐或晚餐不吃或吃代餐。这意味着本周你一次断食20小时、两次断食16小时。也可以四个早餐或晚餐不吃或吃代餐，意味着本周你四次断食16小时。空腹运动的时间选择与第3周一致。

完成28天的"糖脑康复方案"后，继续保持第4周的轻断食和空腹运动安排。我发现，轻断食选择的多样化，便于"糖脑康复方案"的实施，因为你可以根据当周的日程安排调整断食和空腹运动的时间。

例如，工作忙碌的那天，断食是很困难的。而周六休息，不吃早餐并在上午11点做空腹运动就会感觉很容易。如果你很少见到你的孩子，因而非常看重家人共进晚餐的时光，那就可以都是早餐不吃或吃代餐。正常进食日和断食日不断变化，可以让你的身体忙于"猜测"，从而有助于预防平台期的出现。如果你每天都把热量剧减至同一水平，你的基础代谢率就会降低。另外，轻断食可以提升你的基础代谢率。

如果不吃饭很困难，可以用骨头高汤或蔬菜高汤代替。你可以加入草本植物、香料、苹果醋、洋葱、大蒜、葱和喜马拉雅天然岩盐调味，也可以吃绿叶菜等低糖蔬菜。

轻断食期间，为补充水分，你可以喝：

● 清水——可加入柠檬汁或酸橙汁。

● 矿泉水或苏打水——可调味，也可不调味，但不要加糖。

● 无糖咖啡——可加入不超过1勺的有机奶油或混合奶油（不能加入牛奶）、椰子油或中链甘油三酯、桂皮香料或甜菊糖。

● 无糖茶——可加入柠檬汁或甜菊糖。

这些饮料，可随餐喝，也可餐间喝。

## 例外情况

儿童、孕妇和哺乳期妇女不能采用"糖脑康复方案"中的轻断食和空腹运动。如果你严重营养不良或体重偏轻，也不能采用。如果你患有Ⅰ型或Ⅱ型糖尿病、痛风、胃食管反流病或者正在服药，请先咨询医学专业人士，再加入轻断食和空腹运动。服药时间通常是可变通的，而且断食16小时或20小时其实是相当温和的——你还可以用骨头高汤代餐。

如果你有暴食症病史，那最好用骨头高汤代餐，因为一餐完全不吃会增加暴饮暴食的风险。如果你有贪食症或厌食症病史，请不要进行轻断食和空腹运动，因为限制饮食是这些严重疾病的核心问题，可能导致旧病复发。

即使不能进行轻断食和空腹运动，"糖脑康复方案"也可减少糖和坏脂肪的摄入量，有助于大脑生长、腰围减小。

哪些人不宜采用"糖脑康复方案"，相关信息请参见附录3。

### 为什么要喝骨头高汤？

"糖脑康复方案"推荐的骨头高汤营养丰富、美味可口。如果你吃素食，可以用蔬菜高汤代替。如果你吃肉，骨头高汤比蔬菜高汤更好，因为它含有更多的营养物质。要确保是草饲骨头，以增加$\Omega-3$脂肪酸的含量。断食期间用作代餐，这两种汤都可以让血糖保持低水平——促使身体燃烧储积脂肪而不是葡萄糖。骨头高汤富含胶原蛋白以及甘氨酸和谷氨酰胺这两种氨基酸。氨基酸是蛋白质和肌肉的成分，因而具有至关重要的作用。

在附录1，你可以找到美味的牛骨高汤、鸡骨高汤和蔬菜高汤食谱。超市出售的大多数罐装汤都不具有家里炖煨一整天的骨头高汤的那些健康益处。炖煨可以分离骨头中有益健康的物质。

如果是自己炖骨头高汤，不要使用含味精的浓缩汤料。可以加入新鲜或干的草本植物或香料，海盐也非常不错，也可以加入洋葱、青葱、绿叶菜等低糖蔬菜。

至此，你已经基本了解了糖脑、渐进脱瘾、轻断食以及自己缺乏哪种神经递质，接下来，我将在第三部分讨论促成糖脑的三种特殊情况。并非所有人都存在这三种情况，你可以看看第三部分各章的检查单，确定自己是否有那种情况。如果有，可以直接跳到第9章。如果三种特殊情况都没有，你可以直接跳到第四部分，我将逐步引导你实施具体的"糖脑康复方案"。

在此之前，我们先来听听我的继父乔治的成功故事。

## 糖脑康复：乔治的故事

说服我母亲接受糖脑康复治疗后，我又动员我的继父乔治加入进来。有人陪你一起治疗糖脑，你会感觉更容易。你有家人的支持，还可以共同计划哪些餐不吃或吃代餐。常言道："不做计划就是计划失败。"我母亲和我的继父一起做了很多计划——这为成功奠定了基础。

同我母亲一样，继父也一直在实施基于热量计数的减肥方案，获得了一些效果。加入"糖脑康复方案"的地中海生酮饮食，他的减肥效果也会增强吗？事实证明，的确如此！

实施"糖脑康复方案"之前

日期：2018 年 6 月 7 日

体重：182.7 磅

体脂：60.8 磅（33.3%）

肌肉量：121.9 磅（66.7%）

完成为期28天的"糖脑康复方案"之后

日期：2018 年 7 月 8 日

体重：176.2 磅

体脂：58.7 磅（33.3%）

肌肉量：117.5 磅（66.7%）

完成一个月的保持期之后

日期：2018 年 8 月 7 日

体重：172.6 磅

体脂：57.9 磅（33.6%）

肌肉量：114.7 磅（66.4%）

总减重量：10.1 磅

体脂总减重量：2.9磅

　　要点：同我母亲一样，我的继父乔治也减肥成功——仅仅是将"糖脑康复方案"加入他的基于热量计数的减肥方案。他减掉了10磅体重——包括3磅左右的体脂。他的身体成分比例的变化幅度不如我母亲，这可能是因为他实施这个方案之前就一直在积极运动。此外，我母亲还做了空腹运动，间隔进行举重训练。乔治做的是有氧运动：网球、散步、慢跑。如果增加肌肉量对你很重要，可以加入一些举重训练。如果你的目标就是减肥，那么，空腹有氧运动是一个不错的选择。也可以两种运动都做一点儿。同我母亲一样，他也说："断食比原本想象的更容易。"他感觉好多了。

　　他和我母亲一起选择更健康的食物，因而更容易坚持"糖脑康复方案"。接受体成分测量后，他们每周都做得完美吗？不是的。本方案追求的不是完美，而是进步。他们中断方案几天或几周后，重新捡了起来。他们减掉的体重长期没有反弹（因而促进大脑生长）？绝对没错！

　　在本书后面部分，我将分享更多与我没有亲属关系的成功者的故事。不管你现在状况如何，本方案都可以引领你在提升健康的征程中走得更远！

第三部分

# 促成糖脑
# 的
# 特殊情况

# 第9章 强迫性进食：寻求安全感

詹妮弗第一次走进我办公室的时候，谁也不会认为她是一个缺乏安全感、口头禅是"我没有安全感"的女人。她衣着时尚、漂亮，留着时髦的名流发型。詹妮弗刚离婚，新交的男友也不满意，还与食物长期"拉锯战"，因而感到非常沮丧。

谁也没有看出詹妮弗缺乏安全感，同样，谁也不会想到她食物成瘾。然而，对詹妮弗而言，每天都是漫长的战斗。每顿饭，她都要拼命控制饮食，把热量控制在预定的、能保持理想体重的水平。早上，她强忍着不购买办公楼大厅报亭售卖的零食；下班回家路上，她强忍着不在炸面包圈店停留。虽然詹妮弗身材苗条、健康，但她因此感到非常痛苦。

经过进一步了解，我发现她10多岁时患过贪食症。现在，她的焦虑改头换面，变成了持续节食和强迫性运动。哪怕体重增加1/4磅，她也会惶恐不安。哪怕一天不健身，她也认为自己肯定会"变胖、变丑"。如果不小心违背了自己严格的减肥计划，她就会一连饿上几天，拼命弥补以"收复失地"。

詹妮弗的焦虑和强迫性进食，是缺乏血清素的典型表现。我鼓励她多吃促进血清素分泌的食物，尽力帮助她转变自己的口头禅。但对詹妮弗而言，关键是要解决已经养成的致瘾性习惯。她需要向自己证明：食物是安全的、世界是安全的。

作为一个认知行为治疗师，我对行为和心态的互动关系很感兴趣。我知道，要改变想法和感受，往往就要改变行为方式。行为的确可以改变想法，也可以强化现有的想法。糖脑发生萎缩，就会感觉很难改变想法、感受和行为。

詹妮弗感受到的，是一个恐怖的世界，因而会持续感到焦虑。她认为食物是破坏她身体和生活的强大力量，因而会感到恐惧。我的治疗方案，是帮助她证明，她可以放弃某些强迫性行为，逐步改变想法，而且不会有安全风险。

## 强迫性进食与血清素

表现出强迫性进食行为的人，通常都缺乏血清素。因此，如果你在第5章的血清素自我测试得分高，你可能就会发现自己有强迫性行为。它是血清素水平低的典型表现之一。如果你的血清素自我测试得分不高，也没有表现出相关症状，那你可以放心地直接跳到第10章。

强迫性行为的出现，通常是为了重新获得控制感和安全感。我们都在寻求安全感、可控感和稳定感，寄希望于控制食物摄入后，就可以控制自己的生活。

第12章列出的促进血清素分泌的食物清单有助于减轻你的焦虑，自然也有助于你放弃强迫性行为。在本书第15章，你还会读到一些促进血清素分泌的不错的餐食和零食的建议。在本章中，我会给你更多的支持，帮助你战胜食物方面的强迫性行为。我们先来看看你是否是一个强迫性进食者。

## 检查单：你是否是强迫性进食者

看看下面这个检查单，请在你符合的框内打√。

◇ 我每天必须吃同样的东西。

◇ 午餐/晚餐没有吃到常吃的菜，我会心情不好、情绪低落或感到焦虑。

◇ 我喜欢每天坐在同一地方吃饭。

◇ 我经常拒绝聚餐邀请，因为我更喜欢在特定的时间吃特定的食物。

◇ 我吃饭必须用自己的餐具。

◇ 我不能吃某些带颜色的食物。

◇ 我告诉人们我有过敏症，尽管我从未做过检查，也没有任何身体症状。

◇ 我不喜欢餐盘里不同的食物挨在一起。

◇ 我吃饭的方式，其他人觉得很怪。

◇ 我给食物称重（而且没有医生嘱咐我要称重）。

◇ 没有完成每天的例行运动，我会感到非常焦虑。

◇ 我随时都在脑子里计算热量。

◇ 吃了"禁食"清单上的某种食物，我会饿自己一段时间，或者加倍运动。

◇ 看见某人身材好，我就必须弄清楚他吃的是什么。

◇ 我有时候太渴求食物而大哭起来。

◇ 没有洗澡／没有做完工作／没有打扫完房间／没有完成习惯做的事，我就不允许自己吃饭。

◇ 我认为，减肥的关键是绝对不吃脂肪或碳水化合物。

◇ 我会把吃东西的证据（包装袋、脏盘子）藏起来。

◇ 我经常劝说朋友吃东西，这样就可以减轻我的罪恶感。

◇ 我有其他与食物无关的习惯，必须完成才有安全感。

上述检查单中的描述，只要有一个符合你，那你的进食行为可能就具有某种强迫性。本章给出的干预措施，可以帮助你逐步摆脱它们。如果你的强迫性习惯占据了大量时间，并发现自己根本无法做出任何改变，或者你的强迫性行为让你感到极度焦虑，一定要去咨询医学专业人士，接受强迫症筛查。如果你现在患有厌食症或贪食症，就需要立即就医，因为它们可能危及生命。更多的信息，请参见附录3。

## 如何摆脱呢？

好消息：强迫性进食习惯是逐渐学会的，同样，你也可以通过学习摆脱它们。如果你已经出现强迫性进食的倾向，那就把它看成是提示信息：你的生活需要更多的稳定感、可控感或安宁感。

好在，本书第12章列出的那些促进血清素分泌的"正能量"食物和活动，可以帮助你在人际关系、生活使命感和自信方面获得稳定感、可控感或安宁感。随着"糖脑康复方案"的实施，这些变化就会产生，下面这些缓解强迫症的干预措施的效果也会不断提升。

如你所知，创造改变的最有效方式，是改变你的体验。即使你有特别的进食规矩（比如，食物不能挨在一起），你的理性也会告诉你：不遵守这个规矩，也不会危及健康。不过，在情感上，你仍然觉得这很可怕。下面这些干预措施可以逐步教育你的感性部分，让它意识到你会没事的，你应该对食物保持更加放松的心态。

### 1.今天停止称体重、量三围、计算热量

对某些人而言，称体重、量三围是随时提醒自己注意饮食的很好方式。但如果你有强迫性进食的倾向，那么，扔掉体重秤和卷尺可能更有好处，而且，你应该停止热量计算和食物称重。

放弃这些控制饮食的方法，也许有些违背常识，但我们要做的，是从控制生活转向丰盈生活：想吃什么就吃什么、需要什么就拥有什么。相信自己，然后开始行动，就好像你根本不需要称体重、量三围、计算热量，你想吃的东西都会帮助你。

从小事做起，为成功奠定基础。先解决焦虑感低的场合，比如独自吃晚餐。告诉自己："这顿饭，我不计算热量。"给自己做一餐分量适中、营养均衡的食物，把那些带有营养成分表的包装盒扔掉。

整个进餐期间，我希望你和自己内心对话。你的感性部分可能会说："我感到焦虑。如果不准确计算热量，我就会有问题。"然后，想象你的理性部分回答说："这可能是你现在的感受，是有道理的，毕竟你这个行为已经保持多年。但从逻辑上讲，你清楚

这顿饭分量适中，含有所需的营养物质，不计算热量也不会有任何危险。"

每次这样做，你的感性部分就会逐渐降低焦虑。可能只有细微的变化，但至少你的焦虑感比以前有所减弱。给你上这一课的人，是你自己，因为你的体验会逐渐关闭这种恐惧。

处理好第一餐后，再处理一餐。先婴儿学步，然后逐渐迈开大步，比如，多人聚餐时不计算热量。如果你倾听自己身体的感受，知道自己选择的食物是健康的、身体需要的，那么，你就走上了管理焦虑的正轨。你从中学到的教训是："我是一个足智多谋、性格坚强的人。我在教育自己，不管生活给我出什么难题，我都能解决。"这种自我价值感的提升，将帮助你实现各个生活领域的目标。

### 2.改变进食习惯的某个方面，只为证明自己能行

我的一个病人不自觉地学到了这样做的好处。斯宾塞40岁，一个成功的律师，长期处于失能性焦虑状态。他强迫性地认为他会把工作搞砸，不加班到晚上10点，工作就不够努力。斯宾塞总是担心自己的体重，每天凌晨5点就起床运动。但他的进食习惯过于单调、乏味，总是想吃快餐，并且因为内心纠结而浪费大量时间。如果不小心吃了"菜单之外"的东西，他就会强迫自己跑5英里[1]。他告诉我说，有一次他凌晨2点起来跑步，就因为吃了一些炸薯条。

每天的晚餐，斯宾塞都会在同一家餐馆点同样的牛排沙拉，

---

1　1英里 ≈ 1.61公里。——译者注

坐在同样的座位上吃。后来的一天晚上，灾难降临了，因为那家餐馆更换了菜单。即使他不断请求、哀求，最后还恼怒起来，餐馆新来的厨师也不愿意做原来的那道沙拉。

斯宾塞告诉我说："我难受得手心出汗！什么事儿也做不了！必须吃到那道沙拉，我才会感到好受。这很难解释，但它是我晚餐唯一想吃的东西。它很好吃，吃了它，我感觉很舒服。"

斯宾塞已经习惯于借助食物平静自己。对他来说，食物是他忙乱不安的生活中的一片宁静而安全的绿洲。小时候，斯宾塞父母离婚，让他感到生活失控、混乱，于是借助糖和碳水化合物"医治"自己。严格控制饮食，给了他掌控感，但在他强加于自己的理性之下，却潜藏着食物成瘾，需要借助食物来平衡大脑化学环境。大脑发生萎缩，改变就感觉愈加困难。

首先，我帮助斯宾塞明白，他在牛排沙拉上加了什么情感。"确切知道自己在吃什么"，这的确可以带来熟悉感和安全感。我和斯宾塞花了一些时间，将这种情感需求放到别的地方，这样就可以转移他在食物中获得的情感需求。幸运的是，借助能提升血清素水平的"正能量"活动，比如给朋友们打电话、原谅父母、每天出门散步，他的情感需求得到了满足。这些"正能量"活动让斯宾塞觉得自己会没事的。

与此同时，斯宾塞展开了一个严肃的研究计划：遍寻餐馆，寻找他喜欢的那种牛排沙拉。遗憾的是，他发现没有哪家餐馆做的牛排沙拉和原来那家一样。最终，他点的菜是：草饲牛排配上辣椒酱和烤蔬菜。

我们对斯宾塞成功挑战新食物进行过"排练"。我指导斯宾塞让自己的感性和理性对话。他的感性说："我不能吃这个。不应该这样吃。"此时，他的理性就回答道："我知道这很难，不过，你清楚这道新菜是不会伤害你的。每吃一口，下一口都会变得更容易，都会帮助你降低1%的焦虑感。"

在很多方面，斯宾塞正在成为自己内心那个闹脾气孩子的慈爱家长。这并不容易，但这个训练帮助斯宾塞完成了新的体验。最后，他惊喜地发现，这道新菜是如此美味可口。

斯宾塞告诉我："吃这道新菜时，我发现自己在真正地关注味道！很奇怪，吃完后我感到非常快乐、自豪。我意识到，如果人们看见我每天晚上都吃同样的沙拉，会觉得我是一个怪人。当然，不会有人看到，因为我习惯于独自坐在自己的座位上吃东西。现在，尝试新菜后，我感到了自由。我已经知道，也许我可以放开一点，不会因此丢掉性命的，甚至可能很享受。一天晚上，我甚至叫上朋友聚餐。我仍然工作到晚上10点，但至少我在慢慢进步！"

### 3.如果给你安全感的是进食习惯，那就培养与食物无关的新习惯

如果你发现自己有重复性的进食习惯，那就把部分能量转移给生活中的人际关系。和你的另一半晚上浪漫约会，或者经常和好友晚上外出聚会，这些都是有效的"替代疗法"。

31岁的贝丝妮痴迷于果蔬汁断食。一段时间，她会吃那些萎缩大脑的食物。体重增加到某个数字后，为了"净化"自己，她会连续一周只喝果蔬汁或白菜汤，这让她感到很痛苦。相比之下，"糖脑康复方案"的轻断食计划既有效，也容易操作。你需要让身

体每天都忙于"猜测"，才能预防平台期的出现，不要一个月想吃什么就吃什么，然后饿上一周。

我让贝丝妮讲讲她的自我感受和饮食情况，她痛苦地摇了摇头。"我很胖。"她淡淡地说道，指的是她拼命想减掉的那10～15磅体重，"如果我像正常人那样吃，我会巨胖的！我知道我会的。我必须通过这种方式控制饮食，否则，我会爆掉的。"

然而，事实正好相反：长时间处于饥饿状态，正在毁坏贝丝妮的代谢功能，促使她的身体抓住摄入的每一点脂肪和热量。接着，她又回到想吃就吃的状态。在此期间，她的腹部开始堆积脂肪，大脑开始萎缩。

贝丝妮表示反对，于是我采取迂回策略，不再谈论食物和体重，改谈情绪和人际关系。一开始，她并不明白这些和减重有什么关系。我问她："贝丝妮，你真正想要的是什么？"

她告诉我说，她最想要的是谈恋爱。我问她，痴迷于果蔬汁断食如何帮助她实现这个重要的目标。贝丝妮说，她需要减掉最后的10～15磅体重。我回答道："那你现在的口头禅就是'我很胖，谁也不会爱上我这样的人'。"她笑了笑，承认我完全正确。

接着，我们一起分析她批评自己的口头禅如何影响她减肥。讽刺的是，她的口头禅不是让减肥变得容易，而是更加困难。负面评价自己、认为自己不可爱，就会大量消耗血清素。血清素水平降低，你猜会怎么样？我们会强迫性地渴求甜食，根本不想运动。

在贝丝妮看来，减掉10～15磅体重是被人爱的前提条件。经过共同讨论，我们发现事实刚好相反：觉得自己可爱是减掉

10～15磅体重的前提条件。如果血清素"正能量"可以帮助贝丝妮觉得自己可爱，她就不再需要采用果蔬汁断食。获得爱的途径，不只是浪漫的恋爱关系——这在很大程度上不是由我们控制的，于是，我们转向贝丝妮拥有更多控制权的人际关系。

我们分析了女孩子喜欢的"外卖、电视之夜"如何有助于贝丝妮减轻孤独感。和闺密待在一起，她就觉得自己的经历并不是那么少见。我们偶尔都会纠结于自我价值。更重要的是，贝丝妮意识到，她的生活中已经拥有了很多的爱。

贝丝妮的另一个血清素"正能量"活动，来源于她周一晚练瑜伽的习惯。这项运动可以安神、静心，对她具有很好的治愈作用；同时，瑜伽动作的规律性和反复性也可以消除贝丝妮的疑虑，让她获得安全感。当然，它可以起作用，还在于瑜伽本身就是一种血清素"正能量"活动。对贝丝妮而言，这是最好的"正能量"活动，而且只要感到焦虑，她就可以自己在家练习。当她受到糖和碳水化合物的诱惑，她就可以做点儿别的有益的事情，同时满足血清素的需求。

有了这种支持和爱，贝丝妮放弃了果蔬汁断食习惯，开始采取可持续的饮食方式。她的心态从"短跑"变成了"马拉松"。最终，贝丝妮减掉了8磅体重，而且长期没有反弹。这不是她的理想体重，但肯定属于健康体重的范围。贝丝妮从很多生活领域获得了爱，意识到自己值得人爱，此时，她就会接纳自己、感到快乐。

对了，现在的贝丝妮正在恋爱，而且每天都吃固体食物。这是一个"双赢"的结果！

**4.如果一想到没有完全控制节食就感到焦虑，可以授权朋友每周为你选择一餐健康的新食物**

薇薇安，43岁，销售高管，为自己的体重和强迫性进食想法苦恼不已。每天上班，她都喜欢带上自己特制的金枪鱼沙拉。有时候，她想换个口味或去餐馆吃午餐，但不知怎么，她会打消这个念头，为自己没有坚持饮食习惯而坐立不安。

我建议她把饮食控制权交给某个朋友——每周就一餐，但一想到这个她就生气。后来，她告诉我说，这就像是她与食物相处的"私密时光"被人夺走了。

不过，薇薇安厌倦了强迫性的食物选择，最终，她同意试一试。经过第一次尝试，她告诉我说："当我让闺密决定我午餐吃什么，我非常生气！太可笑了！我实际上是请求她做决定，我不知道自己是怎么过来的，我肯定是疯了。"

薇薇安的职业生涯非常成功，因此，放弃某种个人控制权让她感到痛苦，这并不奇怪。从某些方面讲，这是承认自己有弱点。但对薇薇安来说，承认自己有时需要帮助，这本身就是治疗方法。事实上，薇薇安的闺密说，她觉得轻松了。她以前总认为薇薇安很完美，有时有点儿害怕和她说真心话。现在，她觉得自己能和她走得更近。

几周之后，薇薇安和闺密把她们的周三午餐叫作"驼峰日午餐"。最初的两周很艰难，但随后就变得很容易。每周三，她都享用快乐的午餐，她和闺密会去新的餐馆，庆祝这周最难熬的一天结束，并为周末做打算。结果，这种做法的效果特别好，帮助薇薇安拥有了理想的生活。又过了一个月，她们商定轮流挑选周三聚餐的新餐馆，因为去陌生餐馆吃陌生食物不再让薇薇安感到焦虑。事实上，她满怀期待。讽刺的是，她以前一直努力寻求安全感的那些方式，恰恰增强了她的焦虑感。敞开心扉、不再封闭自我、更有灵活性，这些都让薇薇安更有安全感——似乎有点像悖论。

"糖脑康复方案"之所以具有很强的可持续性，部分原因就在于轻断食的灵活性。有强迫性进食行为的人，可以不必坚持严格的断食计划。有早餐聚会？没问题，可以不吃晚餐，这样第二天早上就可以和同事聚餐了。早餐聚会取消？没关系，那就不吃早餐，只喝骨头高汤，或者当天晚餐不吃或吃代餐。

改变饮食行为、提升人际关系，还给薇薇安带来一大益处，即更有饱腹感，因而不需要吃零食。借助轻断食，你不再有点儿饿就直奔食品储藏柜。她发现自己不再需要"糖快感"的安慰。因为寻求"糖快感"，她从25岁起就一直超重20磅。她的"工具箱"里还有短暂冥想等其他的血清素"正能量"活动。最终，薇薇安不但放弃了强迫性进食习惯，还拥有了她生活中真正需要的东西。

**5.通过掷硬币选择食物。正面朝上，就正常饮食；反面朝上，就选择新食物**

对于强度过高的运动计划和强迫性的热量计算，这种做法也会有效。例如，你通常每天跑步5英里或健身1小时，如果硬币反面朝上，那就取消当天的运动计划。或者，也可以逐步取消，比如，放弃高强度的运动计划，只限于快步走。不知道哪天断食？不知道今天不应该吃哪一餐？掷硬币吧。

上述的行为改变训练，都可以达到三个目的：第一，你会明白即使没有完全控制饮食，你也不会有事；第二，你的控制欲不再过度集中于食物，而会更多地集中于安全感和快乐感的其他来源：家人、家庭生活、工作和个人幸福；第三，饮食和运动多样化可以预防平台期的出现——你的身体忙于"猜测"，就永远没有机会适应。

## 为成功做好准备

请记住：任何事情，第一次做总会比第二次、第三次、第四次更难。正如我前面所说，你的内心声音说："我做不到！"而你的逻辑大脑说："我只是改变我的日常安排，它不会伤害我的。"你可以选择听从哪个声音，尽管内心声音起初会说得更多、声音更大。不过，每次听从逻辑大脑的声音，它都会增强一些。

当然，整个过程是缓慢的，因为你前半生的进食习惯一直都被感性声音"统治"。因此，要对自己耐心点儿。要同情、善待自己的情绪，为赢得这场战斗做好准备。它们最终都会改变！

# 第10章　情绪性进食：寻求快乐感

迪德的体重只比自己的理想体重多7磅，但就是这7磅体重，几乎占据了她所有的注意力。如果说第9章中的詹妮弗因为缺乏血清素而表现出强迫性进食行为，那么，迪德则是多巴胺和血清素"负能量"导致的情绪性进食。詹妮弗是自己恐惧的囚徒，而迪德则是自我观念的奴隶，她认为自己既不漂亮，也不可爱。她的口头禅是"我一文不值"。她的愁眉苦脸、肥大衣着和耷拉的肩膀，都在大声而清楚地说着这个口头禅。

作为一个情绪性进食者，只要发现负面自我观念的证据，迪德就会吃含糖和脂肪的食物。当然，她随时都在寻找这种证据，因此，她往往都能找到！迪德认定自己毫无价值，认为别人对她的看法可以证实这一点。遇到心生好感的男人，她不是和他谈情、追求他，而是吃东西。碰到升职或换工作的机会，她不是努力争取，而是吃东西。星期天和母亲发生不快，她不是勇敢面对或想办法更舒服地度过周末，而是吃东西。

迪德拼命运动，因此，她的体重只比理想体重多7磅。她会在跑步机或椭圆机上运动几个小时，直到她燃烧掉一定数量的热量。这种做法不但无益于健康，也不会有多大效果。轻断食加上空腹运动，可以帮助你短时间运动就燃烧掉脂肪，不需要连续数小时健身。

同詹妮弗一样，我对迪德的治疗目标，是给她情境，让她向自己证明，她的"负能量"口头禅是不正确的、她的核心观念是错误的。如果迪德能真正明白自己也许很可爱、有价值，她就会走上自我解放之路，摆脱那些致瘾性的触发因素，不再向炸薯条寻求慰藉。

一天，迪德长期暗恋但总是躲着的那个男人和另一个女人约会，迪德做出的反应，是独自吃掉了一个大份比萨饼。我让她回忆并讲述那个想吃东西的时刻。识别触发因素这个简单之举，就帮助迪德重新认识了自我和自己的行为。我还希望迪德改写自己的故事，问问自己："假设我有了'正能量'口头禅，当时我会怎么做呢？"

我让迪德练习记录生活中所有感觉美好的事物。每天，我都让她加以补充。一开始，她勉强写道："我的工作还行。"但到了第10天，她写下的是：喜欢时尚；生活中有了闺密，我感到很快乐。

第三周的一天，迪德整个下午都和母亲待在一起，母亲不停地抱怨、诉苦。在以前，迪德会马上离开母亲家，感到心累和内疚。通常走到自己家附近时，她知道自己需要吃冰激凌，于是就去商店买上一袋巧克力豆和一罐用作浇料的起泡奶油。但这次迪德花了几分钟时间倾听和鼓励母亲，没有太心累的感觉。然后，她站起来说，她该回家了。走向汽车的时候，她觉得有些内疚。不过，她感觉不错——不是很好，但还不错；而且，她没有吃冰激凌。

接下来的一周，迪德的母亲又开始抱怨，还指责迪德不愿倾听她的问题。但这次迪德对母亲的回应不同。

她说："我爱你，妈妈。但我认为我们在一起都应该感到快乐。有时候，忙碌了一天，我感到非常疲倦。这和不愿倾听毫无关系。有时候就是这样，我无法倾听。"

接着，迪德从包里掏出一张DVD光盘，里面是搞笑的爱情喜剧，她们都喜欢其中的某个演员，然后提议坐下来一起观看。没想到，母亲的情绪好了起来。迪德知道，她朝摆脱情绪性进食迈出了一大步。

要想更负责任地进食，一个简单而有效的策略是做某件能给予自己快乐感的事情，比如看电影。迪德还经受住了考验，没有受到母亲焦虑想法的影响，而且她发现没有可怕的事情发生。

六周后，迪德告诉我说，她遇到了一个男人。这个男人和她在同一个办公楼里上班。她觉得他很帅，压根儿就没想到自己会吸引他。她不太喜欢谈情说爱，不过，她可以看着他的眼睛，面带微笑。

借助我推荐的"糖脑康复方案"，迪德选择吃"正能量"食物、做"正能量"事情，继续努力为自己而战，开始觉得自己是一个有价值的人，不再压抑自己的情感。她开始每天上午学习20分钟的在线法语课程，还为自己的巴黎梦想之旅开设了一个存款账户。迪德需要这些"正能量"活动提醒自己：生活充满值得期待的体验——可以自己创造的体验。她选择自己在家做"正能量"食物，不再点昂贵的外卖来医治自己的情绪，然后把省下的5美元存入

"巴黎之旅"基金。她现在关注的，不是要减掉什么，而是要选择增加什么。

经过行为重建，迪德逐渐注意到，她不再像以前那样，一感到难受或情绪低落就不由自主地渴望吃东西。吃那些促进大脑生长的食物，你就不会有糖脑，冲动和情绪低落的可能性自然就会降低。事实上，她感觉情绪低落的频率越来越低。她和办公楼里的那个男人保持着朋友关系，他还邀请她出去喝酒。

一天，迪德发现，她那多年甩不掉的7磅赘肉少了4磅，而且没有反弹。最重要的是，她的心态也好了起来。她改掉了情绪性进食习惯，能够选择放下，开始自得其乐地生活。

## 情绪性进食与大脑

有时候，我认为我们都是被训练成情绪性进食的。商业广告中那些演员，享用着炸面包圈、炸薯条或汽水，笑容满面、非常快乐。这些画面会影响你的潜意识。自我催眠有助于消除这些不健康的联想、植入健康的联想。当然，经过学习，我们很多人都把生活中最快乐的时光和食物联系起来，比如生日蛋糕。海马体和杏仁体会检索情绪性记忆，而这些记忆会触发进食行为。大脑发生萎缩，要建立新的进食模式就会感觉更困难，因而你的食量和进食频率都会增大。

偶尔用食物来庆祝或安慰自己，这当然没有任何问题。不过，我希望你有意识地、刻意地选择食物。有些"犒赏"（比如偶尔吃一块生日蛋糕）可以继续成为你生活中的庆祝活动。但如果你每天都需要食物来提升自我感受，那我希望你考虑增加促进血清素或多巴胺分泌的活动。"正能量"活动可以提供所需的兴奋感与安宁感，有助于从根本上解决情绪性进食。

如果你有情绪性进食问题，不管你是缺乏血清素，还是缺乏多巴胺，或者两者都缺乏，本章末尾部分的某些策略都特别有效。不过，我们先来看看情绪性进食是否是你生活中的一大问题。

## 检查单：你是否是情绪性进食者

看看下面这个检查单，请在符合你的框内打√。

◇ 我总是为吃东西感到内疚。

◇ 小时候，我比其他孩子饭量大。

◇ 我至少有一个让我感觉不舒服的朋友，但我似乎无法摆脱他。

◇ 我和家人关系不好。

◇ 我经常感到孤独。

◇ 我吃饭时，即使吃了很多东西，也感觉没有真正吃饱。

◇ 我吃东西，只是为了不闲着。

◇ 我回家后总是喜欢吃东西，因为家里舒服。

◇ 看到其他人吃东西，我即使不饿也会吃。

◇ 我对食物没有控制力。

◇ 我经常感到沮丧、自卑。

◇ 不能吃自己喜欢的食物，我会非常难过。

◇ 小时候，抚养我的人经常奖励我食物。

◇ 有时候，我有身体分离感。

◇ 我经常在镜子前痛斥自己。

◇ 我的食欲来自心理性和情绪性饥饿，而不是生理性饥饿。

◇ 我完成了多个阶段的饮食控制，但有时候我会无意识地吃掉一整盒食物。

◇ 我经常边看电视边吃东西。

◇ 我注意到，某件令人难受的事情发生后，我会渴求糖和坏脂肪。

◇ 我吃东西的时间点有些奇怪，有时候半夜醒来想吃零食。

◇ 有时候，我吃东西前会感到极度难过。

◇ 有人欺负我，然后我就总是大吃一顿。

◇ 我发现几乎不能为自己打抱不平，为了掩藏这种感受，我就吃东西。

◇ 拒绝别人，我会感到愧疚——为了安慰自己，我就吃东西。

符合上述任何情况，你就有某种类似情绪性进食的行为，也就可能表明你缺乏血清素或多巴胺或者很多情况下两者均缺乏。本章给出的干预措施有助于逐步摆脱情绪性进食。

不要绝望，这个循环是可以打破的，不但可以改变你的自我感受方式，还可以改变你对困难、难受或无所适从感的反应方式。如果你无法做出哪怕最小的改变，或者正在经历抑郁、焦虑等情绪紊乱引发的主要症状，一定要去咨询医学专业人士，并接受检查和治疗。

## 情绪性进食与大脑化学环境

如果缺乏多巴胺，你往往就会觉得生活失去了光亮。你会感到空虚、沮丧、无所适从、能量枯竭。你会为了挣脱"低潮期"而渴求激情和刺激，也可能会渴望做某件快乐、有趣的事情来减轻日常压力。

如果缺乏血清素，你可能就会感到焦虑、紧张，担忧工作或人际关系，个人生活完全滑向失控。你也可能感到自卑和悲观，担心做什么都没用，甚至确信做什么都没用。

如果这两种大脑化学物质都缺乏，你就会觉得自己被生活抛弃。你会认为自己没有能量或能力做出改变或追求目标，你能做的，只有熬日子。

出现上述情况，你很可能具有我所说的情绪性进食：不是响应生理饥饿或营养需求，而是因为情绪问题而进食。如果大脑饥饿中枢被压垮，你的进食行为就不再基于下丘脑传达的生理饥饿信号。如果大脑发生萎缩，你就会感觉很难改变不健康的进食行为。

如我们所见，情绪问题也是生理性的。如果你感到抑郁、无所适从、焦虑、沮丧，你的大脑化学环境就会做出相应的响应。你储存的多巴胺和血清素会被耗尽，你需要更多的生化物质支持才能应对这些挑战，因此，你对糖和坏脂肪的渴求程度，会和重体力劳动数小时后的饥饿感一样强烈。

正如我们在本书中读到的，要解决这个问题，就必须通过"正能量"食物和活动为大脑提供所需的营养，从而稳定而高效地生产必需的多巴胺和血清素。还要配合轻断食和空腹运动，促进脑源性神经营养因子（生长激素）的分泌，进而促进大脑生长，减掉腹部脂肪。如此一来，你随时都会有"进食感"和饱腹感，不再需要"速效进食"。同时，我还会给出一些具体的建议，帮助你把情绪性进食模式变为更健康、更满足的进食模式。

## 如何感到充实

如果你让自己的生活充满本书第12章和第13章给出的那些促进血清素和多巴胺分泌的食物和活动，那么，你的很多情绪性进食行为都会自然消失。你的大脑化学物质将得到健康而稳定的补充。你根本不会像以前那样受到情绪性进食的诱惑。

拥有饱腹感的另一种方式，是关注那些给予你生活积极感和满足感的具体行为。最有效的改变方式，是改变你的体验。因此，任何提升生活的行为，都会改变你对食物的感受方式。其他体验越重要，进食行为就显得越不重要，而且这个过程是自然发生的，不需要你为之努力。如果你想放弃某些情绪性进食模式，可以试试下面这些建议：

### 1. 做一件自我感觉相当不错的事情

今天就做一件自我感觉相当不错的事情。主动向电梯里的某个人微笑或问好，向动物救助团体或儿童癌症基金会捐赠5美元，或者致电某个总是主动找你的朋友。与你的能力联系起来，做出改变，你就会想到自己拥有那么多有价值的、配人爱的品质。即使内心感觉糟透了，也完全可以努力表现得感觉很好。如果我感到沮丧或因为某人去世而哀痛，此时，我就决定穿上最喜欢的衬衣，然后刮胡子、梳头。

### 2. 为你的未来报名

尝试新东西，向着目标积极迈进。如果你一直想学习绘画，那就报名参加绘画课；如果你内心一直渴望成为舞者，但认为自己不够优雅，那今天就报名参加初级舞蹈课；如果你梦想度假，那就开一个存款账户。要留意成就感和使命感（两大"正能量"品质）是如何让你生活充实的。更多的建议，请阅读第14章"'正能量'品质"部分的内容。

### 3. 抽离耗费心力的场景

根据我的经历，容易情感性进食的人，往往是那些人际关系的"照顾者"。如果你就是这种情况，那么，下次，有人向你抱怨他的问题时，你可以尝试着什么都不做，看看会发生什么。可以尽量包容他的不快情绪，但不要试图修复他的情绪。这样做，也有助于培养忍耐性，下次你感到难过时就可以对抗不快情绪，因而你的不快情绪转变为饥饿的可能性就会降低。你不必修复任何东西。

### 4. 请人给你写"情书"

邀请关系最亲密的五个人给你发电子邮件，告诉你他们最喜欢你的三件事情。要告诉他们，你正在努力摆脱负面的自我对话，踏上自爱之旅。阅读这些电子邮件时，要留意自己的反应。想辩解？指出了你的缺点？不明白他们为什么要挑那些品质，而没有挑你更自豪或希望拥有的其他品质？花点儿时间想想，你有多少想法是出于畏惧人们嘲笑你或否定你，而不是感激他们表达了对你的欣赏。然后，给每一位参与者至少回复一封电子邮件，感谢他们带给你的快乐。

### 5.正念冥想

可以练习正念冥想，只专注于自己的感受，不对它们做出反应。每天花5分钟时间练习静坐观心，"看着"自己的想法自由来去。你可以将冥想时间逐渐增加到30分钟甚至更长，不过，练习之初可以慢一点儿，毕竟有时候静心是很困难的。有些人发现，深呼吸时默念某个自己喜欢的单词或短语，这种做法很有用。我经常告诉我的病人："不那么在意自己的感受，你的感受就不会那么在意你！"与自己的感受保持距离，你就有更多的空间去做出关于食物的其他决定。

### 6.正念散步

屈服于情绪性进食冲动之前，可以去遛狗，打电话给朋友，或者在小区附近快步走。散步时，要真正地感受自己的身体。感受双腿的移动，留意脚底接触地面时的感觉。感受自己的呼吸，留意空气的味道。聆听鸟叫声或汽车驶过的声音。留意灯光照到树上的模样。向路人问好、微笑，和他们保持眼神交流。要抬脚走路，不要拖着脚走，尽量调整身姿，挺胸抬头。散步时，即使感觉不好，也要像自我感觉很好那样走。研究表明，经过训练，表现得自我感觉很好，你的感觉就会真的好起来。借助于力量感、自豪感、愉悦感等"正能量"品质，你的情绪已经得到提升，因为它们可以补充大脑化学物质，而你惯常选择的那些食物是无法做到的。

### 7.转移注意力

食物渴求大都只会持续2分钟左右，吃4口就可得到满足。因此，短暂分散注意力，你就会忘记自己的饥饿。你可以试试本书第12章和第13章列出的那些"正能量"活动，也可以尝试下面这些做法：

- 刷牙
- 清洗橱柜
- 嚼无糖口香糖
- 用牙线剔牙
- 上网看博客帖文
- 听激昂的歌曲，并且尽量随着音乐起舞
- 计划全家外出游玩
- 戴上美白牙贴
- 淋浴
- 清理洗碗机
- 给喜欢的人快速写一封友好的电子邮件

### 8.列感恩清单

坐下来列感恩清单，开头为"我心存感激，因为……"，然后想想自己生活中那些美好的东西，不管它是多么微不足道。比如，"我头发很漂亮""我和儿子关系很好"或者"今天天气不错"。一旦开始寻找自我感觉好的东西，你会惊讶地发现自己能找到那么多。要随身带着这个清单，随时补充。只要想情绪性进食，就拿出来读一读，看看自己是否能感觉到些许血清素或多巴胺在涌向大脑。

### 9.放自己一马

我们通常认为，进步的最好方式，是只要犯错就批评自己，以便自我约束，今后不再犯同样的错误。事实上，恰恰相反，进步的最好方式是：原谅自己的错误，尽快放下错误，然后关注做对的地方。有几项运动心理学研究均发现：运动员犯错后，"我非常努力""我没有放弃"等自我对话的益处，远大于"我失误了，真是笨蛋"或"我不应该那样做"。

我建议你采用同样的做法。不管情绪性进食的结果如何，都要关注自己做对的地方，哪怕它在整件事情中微不足道。自我批评只会降低你的血清素水平，让你情绪低落，然后又会情绪性进食。

### 10.正念进食

处于悲伤、恐惧、焦虑或抑郁之中时，我们能给予自己最好的礼物是：活在当下。只有活在当下，我们才能真正感到内心宁静；只有在当下，一切才是本来的面目；活在当下，我们就不会去想象未来会怎么样，不会纠结于自己做过或没做的事情。活在当下，我们就是真实的自己。如果能正念进食，真正地品尝和玩味食物，你就会沉浸于食物带来的快乐。因此，即使进食是情绪性选择，你只吃几口也能满足渴求，而不会继续大吃，越过毫无快乐感的临界点。

下面这个正念练习，可以帮助你正念进食：

取一颗葡萄，或者水果、坚果之类的小食物。假装自己是外星人，以前从未见过这个东西。起初，你甚至不确信它就是食物。触摸它，闻闻它，然后品尝它。闭眼静坐，开始咀嚼。让食物停留在口腔，留意口腔里充满的各种滋味或味道。用心体会食物柔滑而弹性的"肌肤"或苹果的爽脆感。感受食物在舌头上的质感。让食物在口腔里翻滚，品尝食物变暖的滋味。不要睁开眼睛，然后开始慢慢咀嚼食物，用心留意食物质感和滋味的变化。至少咀嚼50次，尽可能多咀嚼，体会食物留在口腔而不是马上吞咽是什么样的感觉。吞咽时，感受食物滑过喉咙，进入胃里。再静坐一会儿，体会整体的感觉。然后开始想象：如果所有食物都正念进食，会给自己带来怎样的变化。

## 正确管理你的情绪

我要求我的病人"接触"自己的情绪，接纳它们、尊重它们。但我也希望他们正确管理自己的情绪，不要任其发展。

我希望你也这样做。我希望你尊重自己的情绪，但我也希望你倾听自己的理性声音——帮助你改变内心对话的声音。拥有那些补充大脑化学物质、滋养生活的"正能量"品质、食物和活动，你的情绪就会得到所需的支持，也就能够毫不费力地摆脱情绪性进食。你的体重和情绪都会从中受益。你的腰围会减小，大脑会生长。大脑越生长，那些健康的食物选择就越容易保持。

# 第11章 暴饮暴食：恢复控制力

见到我的病人珍娜的时候，28岁的她形象非常糟糕。眼圈深黑，不停地抠指甲，显然，内心极度的焦虑和痛苦，几乎让她显得不正常。

她承认："我总是对什么都很在意。"珍娜记忆力很好，对任何事情的感受都很深。所有的经历，几乎都让她感到强烈的痛苦。

结束和男友的糟糕关系后，珍娜找到了我。十多岁时，她养成了暴饮暴食的习惯。现在，被人抛弃的感觉让她无法释怀，于是又陷入了严格节食与暴饮暴食的周期性循环，她忍不住地讨厌自己。

暴饮暴食者要么缺乏血清素，要么缺乏多巴胺，但大多数时候两者都缺乏。他们狂吃的，大都是含糖和坏脂肪的食物，比如，珍娜选择的是比萨饼、冰激凌、糖果、饼干、炸薯条和汽水。

摆脱强迫性进食的关键，是建立充裕感（不禁食任何食物）和秩序感（不管是否饥饿，都有规律地定时进食）。如果你是暴饮暴食者，轻断食期间就不要不吃任何一餐，可以用骨头高汤代餐。

如果你是暴饮暴食者，顾名思义，你的血糖和各种大脑化学物质水平会失控性地瞬间暴涨暴跌，早就无法感觉到真正的饥饿。

你还会因为饮食失控而深感内疚。恢复控制力的第一步，是鼓励自己每日三餐正常饮食，不管你是否已经暴饮暴食。

为了让身体有更多时间将储存脂肪燃烧为能量，我一般不建议吃零食。不过，暴饮暴食者是一个例外。如果你需要餐间吃零食，那就吃吧。对于暴饮暴食者而言，这样做可以降低暴饮暴食的可能性。选择零食，首先是高脂肪，然后是高蛋白质。把水果留到进餐时间。鳄梨、坚果和有机奶酪条都是理想的零食。也可以试试鹰嘴豆泥拌蔬菜。

实施28日计划之初，珍娜采取的是同时促进血清素和多巴胺分泌的"正能量"食物和活动，而且我鼓励她提前计划好所有的餐食。这样做，她对自己的进食行为就会有更强的控制感，暴饮暴食的可能性就会降低。

然而，珍娜实施康复方案后首次见到我时，她却抽泣起来。

她告诉我说："我知道，按照惯常饮食，我肯定会长胖。因此，我减掉了两次零食，还不吃早餐。然后就感觉根本无法坚持，于是就又吃东西。"

我问她："你吃了什么？"

她大声哭着说："面包！一整条面包！为了惩罚自己，接下来的12个小时里，我什么都没吃，结果暴饮暴食更严重！我永远都会这样。这就是我的本性！我性格软弱、生性敏感。我为什么就不能像别人那样撑过来呢？我为什么就没有自控力呢？"

我温和地向她解释，她的问题不是脆弱，而是没有学会接纳真实的自我，没有为真实的自己感到自豪。她不断地自责，导致情绪更加低落。她需要的，是源源不断的血清素和多巴胺"正能量"以及行为认知工具，帮助自己做出正确的选择并加以坚持。暴饮暴食者不能不吃任何一餐。轻断食期间，可以用骨头高汤代餐。

我坚定地告诉她："不要为再度暴饮暴食而难过。我也不希望你不吃三餐或零食，不管你是否有暴饮暴食的习惯。你肯定会再度暴饮暴食的。暴饮暴食20次，那也是正常的。到了某一天，你就不想暴食了。同时，你还会继续惯常饮食。现在，请转移关注点，计划今天的晚餐。明天又是新的一天，你可以一天一天地改变。"

我和珍娜一起努力，改变她对自己的负面评价。我让她每天早上冥想5～10分钟，练习清除杂念，仿佛在从远处"观察"自己的感受。她还努力将自己的口头禅从"我不够好"转变为"我有价值"。（更多的口头禅，请参见第5章和第6章）

为了重置珍娜的暴饮暴食行为，我让她坚持写日志，记录自己吃所有东西的感受。我还让她扔掉体重秤，每周只在我的办公室称量一次体重。我们同意"盲称"体重，28天计划结束前，只有我知道她的体重。这是因为珍娜深受体重的困扰，知道每周体重的变化，只会增加自己的焦虑感。此外，忍饥挨饿、暴饮暴食的人，会发现自己的体重先增加、再下降。借助空腹运动，你在减掉脂肪的同时，肌肉量会增加，因此，体重秤上的数字可能不会变化，即使你的身体和大脑都有好转。我不希望珍娜为此感到气馁。

事实上，珍娜起初增加了2磅体重，这是她的身体对规律饮食做出的正常反应。由于长期悠悠球式地进食，忽而暴饮暴食，忽而忍饥挨饿，她的身体代谢已经变得迟缓，无法有效燃烧热量。

我鼓励她要信赖自己的朋友和家人，获得他们的支持，因此，她没有再陷入"暴食-挨饿"循环。如果你发现骨头高汤代餐会引起暴饮暴食，那就根本不要轻断食。没有轻断食，"糖脑康复方案"的其余部分也会有效果。

在此期间，我还帮助珍娜摆脱了当众进食的恐慌感。因为恐惧食物、喜欢背地里暴饮暴食，她很难在餐馆当众吃东西。第一次，她去一家温馨的小餐馆吃了午餐。她点的是法式尼斯沙拉，富含Ω-3脂肪酸、氨基酸和维生素，有助于促进血清素和多巴胺分泌。她还带上一本书，帮助自己独坐时分散注意力。

第二次，她和一位了解她问题的朋友又去了那家小餐馆。起初，珍娜感到不安；接着，她事后告诉我说，有朋友在身边，让她觉得只应吃一半的食物。她坚持了计划，心满意足地离开了小餐馆。不过，半个小时后，她在日志中写道："我想吃一个巧克力蛋糕。"当众进食是她最糟糕的触发因素之一。后来，她看了看饮食计划，发现自己两小时内可以吃一次零食。珍娜放心了，而那个巧克力蛋糕还留在储物架上。

三周后，她的身体逐渐稳定下来。三餐时间感到饥饿的时候，她发现自己可以毫无愧疚地吃东西，因而感到极大的宽慰。后来，她感觉自己晚上不再需要暴饮暴食。她感到满足。克服每天的内疚循环后，她的自我感觉开始变好，认为自己不再格格不入，而更像是"正常人"。

现在，珍娜可以在餐馆吃饭，而且不会感到恐慌。事实上，她去吃工作午餐的时候，不再因为当着客户的面而不敢放开吃东西，事后再大吃炸薯条，而是吃健康的午餐，坚持自己的饮食计划。

当然，珍娜的生活中仍然有触发因素。她的前男友依然挥之不去。在珍娜看来，这段关系的结束方式证实了她的担心：自己不够好。但因为努力提升自尊，现在珍娜认为自己有很多选择。她可以去晚餐约会，可以让某个男人完全走进她的生活。她不再掩盖任何东西。知道自己不再陷入偷偷暴饮暴食的行为，珍娜可以自由地享受生活；同时，有规律的健康饮食也重置了珍娜的行为方式，提升了她的大脑化学物质水平，促进了她的大脑生长。血清素和多巴胺水平升高，就可确保她的情绪保持稳定。

在实施康复方案的28天时间内，珍娜减掉了5磅体重，并且正在稳步地再减掉15磅，迈向她145磅的体重目标。让珍娜感到最惊喜的是：在这28天里，即使她必须每天吃三餐，体重也真的减轻了！在大半辈子里，珍娜每周都要忍饥挨饿三四天甚至更长时间。让她感到讽刺的是，她吃得更多，体重却减轻了。而事实恰恰如此。

## 我为什么会这样？

一般而言，暴饮暴食者体验到的世界，是一个令人非常紧张的世界。他们往往有创造性、高度敏感和直觉，容易做出强烈的情感反应。因为敏感，这些人通常会觉得自己与众不同或与别人格格不入，因而容易情绪低落。他们会用药物、酒精或食物来"疗伤"，或者干脆封闭自我，远离那些令人难受和恐惧的场合。部分原因在于：用某种物质来"疗伤"的人，永远无法真正学会如何自我舒缓。即使有人说"你能解决这个问题的"或者"你没有那样差"，暴饮暴食者也会因为血清素和多巴胺水平低而缺乏大脑化学物质支持或童年训练，因而不进行"自我治疗"就无法撑过挑战性经历。大脑越因为暴饮暴食萎缩，他们就越容易产生脑雾，感到情绪低落、无所适从。

当然，敏感性不但会引起这些紧张感受，也会催生艺术、政治或精神洞见。伟大的艺术家、诗人、音乐家和作家都具有这种特性，许多精神领袖和人道主义者也是如此。不过，必须要对这种敏感性加以管理，包括寻求有效的支持性计划。"糖脑康复方案"及其"正能量"活动有助于改善大脑化学环境，可以帮助你获得所需的化学物质和个人支持。

富含氨基酸、维生素和矿物质的食物，可以帮助你获得稳定的血清素和多巴胺供应，因而有助于减轻暴饮暴食的需求。在本章中，我还会为你提供系列方法，帮助你做出更冷静的选择。第一步，是弄清楚暴饮暴食如何影响你的进食习惯。

## 检查单：我是否是暴饮暴食者

看看下面这个检查单，请在符合你的框内打√。

◇ 我吃完东西后感到内疚、抑郁或羞愧。
◇ 我吃东西，要吃到感觉撑得难受甚至疼痛的程度。
◇ 我吃东西，其他人认为我吃得太快、吃得太多。
◇ 我没有生理饥饿感也吃很多东西。

◇ 我逃避与食物相关的社交场合。

◇ 我吃东西，即使吃了很多，也经常感觉没吃太饱。

◇ 我将几乎所有的成功或失败都归因于自己的体重。

◇ 我对食物没有抵抗力。

◇ 我经常感到自卑。

◇ 我吃起东西来缺乏控制力。

◇ 我一吃东西就进入恍惚般的状态。

◇ 我有时候感觉和自己的身体脱离。

◇ 我经常对着镜子痛斥自己。

◇ 暴饮暴食后，为了弥补，我下一餐或第二天会限制食量。

◇ 我经常边看电视边吃东西。

◇ 我吃东西速度很快。

◇ 发生不快的事情，我会渴求糖和坏脂肪。

◇ 我大都在深夜吃东西。

◇ 有时候，我吃东西之前感到非常难过。

◇ 我背地里暴饮暴食，因为我为自己的食量感到羞愧。

◇ 我有习惯性吃的食物，得到后就开始大吃大喝。

◇ 一想到得到食物以及随后的大吃大喝，我就感到焦虑，但我感觉自己无能为力、无法阻止。

◇ 我想办法假装食物不是为我一个人购买的，比如去不同的"得来速"餐馆，或者让外卖人员多给我一套进食用具。

◇ 我囤积食物——尤其是含糖和坏脂肪的食物。


上述检查单中的描述，只要有一个符合你，那你可能就有暴饮暴食的问题，也就可能表明你缺乏血清素或多巴胺或者很多情况下两者均缺乏。本章给出的干预措施，可以帮助你逐步摆脱这些问题。如果你过度暴饮暴食，如果你发现自己无法做出哪怕最小的改变，一定要去咨询医学专业人士，接受暴食症（BED）筛查和治疗。如果你现在患有厌食症或贪食症，一定要引起注意，这些进食障碍可能危及生命，需要立即就医。

## 驾驭"巨浪"

想象你的饥饿感是你想学会驾驭的巨浪。开始有规律、有计划地进食，就好比是你在学习冲浪、学习如何滑水。有一餐不吃，就好比是你孤立无援地带着滑板进海里玩。巨浪到来时，如果你不划水，就会被巨浪打落滑板，卷入暴饮暴食的"暗流"。这股"暗流"与轻断食不同：短时间断食后，你接着会吃正常分量的餐食；而这股"暗流"会让你一口气吃下相当于三四餐的东西。

相比之下，一日三餐有规律的人随时都在"划水"，因此，巨浪到来时，他们就冲浪。他们的"巨浪"是可控的，而对你来说，有一餐不吃就可能被"淹死"。

正因为如此，我才不希望你认为自己在节食减肥或者觉得自己缺失了什么。否则，你很容易暴饮暴食，让"巨浪"驾驭你，而不是你驾驭"巨浪"。

## 你的触发因素是什么？

在一项关于暴饮暴食的研究中，研究人员发现了11种主要的触发因素：

- 紧张——91%
- 吃某种东西——84%
- 独处——78%
- 渴求某些食物——78%
- 想到食物——75%
- 回家——72%
- 感觉无聊和孤独——59%
- 感到饥饿——44%
- 喝酒——44%
- 和某人（可能是恋人）出去玩——25%
- 参加聚会——22%

想想你自己的触发因素，然后把它们写下来。一定要注意自己何时最容易暴饮暴食，这样才有机会用"正能量"活动战胜自己的触发因素。生活充满着促进健康关系、减轻孤独感和疏离感的活动，你就会发现自己的触发因素并没有那样强大。当然，"正能量"食物也有助于稳定"快乐"化学物质、促进大脑生长，从而降低暴饮暴食的渴求。

## 善待自己

如果你暴饮暴食，那可能也会缺乏自信。你会觉得自己永远不够好。你有很高的、认为自己无法达到的标准。你会封闭自己，远离那些让你觉得自己不足或失败的人或场合。

正因为如此，我希望你尽量善待自己，增加"正能量"活动和食物，给予自己可控的支持，保持童真般的心态。要明白触发你的冲动行为的，是你低落的情绪，如果不善待自己，你的情绪会更加低落。

此外，我希望你设定可实现的目标。不要关注未来某天的"大画面"。就选择本周可以实现的某个目标。不管是减肥目标，还是其他任务，都得这样做。有了细小、稳定、可感知的进步，你对自我、生活和成功能力的感受就会提升。要通过这种方法向成功迈进。

## 打破"恐惧-脂肪"循环

如果你有暴饮暴食行为，那你往往会对食物感到恐惧，因为你认为是食物本身让你暴饮暴食。你会感到无能为力，总是想吃东西，害怕与食物相关的感受和体验。

如何解决呢？可以采用"逐级暴露疗法"。通过这种方法，你可以按照自己的节奏小步迈向自由，摆脱恐惧。我让珍娜独自去餐馆吃饭，后来又同朋友一起去，采用的就是这种疗法。请试试下面这些训练活动，看看这种疗法是否对你有帮助。

**训练活动：直面恐惧**

● 在家当着某人的面吃饭（最好这个人知道你的问题并且支持你）。

● 去某个让你感觉舒服、不那么害怕的餐馆或咖啡馆吃饭。

● 再次去那家餐馆吃东西，不过，这次要带上一个你信任的、相处轻松的好朋友。

● 去同一个地方（或同样让你感觉舒服的新地方），和你没有把握或给你焦虑感的人（比如同事或家人）一起吃饭。

● 选择一家让你觉得恐惧和害怕的新餐馆，和某个或一群让你感到焦虑或紧张的人（比如朋友的朋友、同事的朋友或家人的朋友）一起吃饭。

重复这些步骤，直到它们都不再让你感到太焦虑。如果暴饮暴食被触发，那就接受它，把它当成过程的一部分，然后重新完成这些步骤。你的目标，是减轻恐惧感、不再发疯般地逃避恐惧。一步步地直面恐惧，可以帮助你战胜恐惧，而且不会感到难以承受。不管付出怎样的努力，也不管进步有多小，都要给予自己表扬和肯定。

### 暴饮暴食者应遵循的规则

● **制订计划**。暴饮暴食者必须坚持每日正常三餐的计划，必要的时候，可以餐间吃零食。计划好第二天要吃些什么，然后提前购买和做准备。我建议你买些午餐盒或午餐袋，自己带食物去工作单位。要提前想好。如果没有准备，你很容易暴饮暴食。

● **千万不要不吃三餐**。拿一餐不吃来惩罚自己，这是暴饮暴食的"奠基石"。如果你还在轻断食，可以用骨头高汤代餐。吃完代餐，如果你仍然很想暴饮暴食，那就不要轻断食。你首先是感到内疚，然后是自我惩罚，然后是情绪更加低落，最后是真正的饥饿感，于是开始暴饮暴食。

● **享受食物**。你不是非得吃清淡或难吃的食物。请记住，方案实施期间，你不能折磨自己或产生缺失感。可以找些你喜欢的"正能量"食物。计划餐食的时候，要想想你真正喜欢的口味。本书附录提供了一些非常棒的简单食谱，可供你烹饪全套的"正能量"餐食。甚至你自己做的松饼，也可以提升你的大脑化学物质水平！

● **永远不要说"永远"**。如果你说"我永远不会吃这个东西"，暴饮暴食的可能性就会增加。家里不要储存触发进食的食物，以免引发进食冲动。不过，永远不要说永远不吃它们，否则，它们会在超市里呼唤你。要告诉自己"我可以晚点儿吃"，或者将少量的渴求食物纳入明天的餐食计划。

● **坚持写日志**。记录自己的饮食状况，有助于你对自己负责、对开始糖脑康复征程的同伴负责。写日志是本方案的重要组成部分，因此，一定要借助第15章的"饮食日志"，诚实而完整地记录自己的饮食状况。

● **每周只称一次体重。**痴迷于称体重，会引起情绪波动，从而触发暴饮暴食。每个人的体重每天都会有所变化，因此，不要过度关注每周的体重数字。最好关注一个月甚至一年期间的体重变化情况。

● **结交朋友。**暴饮暴食者最常见的一种行为特征，是背地里进食。要和其他人一起吃东西，并享受他们的陪伴！

● **专注进食。**不要在电视机前、汽车里或上班时吃东西。吃东西时要专注，不要被其他事情分心。专注进食，可以让你学会品尝食物、放慢进食速度，也有助于避免出现恍惚状态——暴饮暴食的特征之一。

● **清理橱柜。**减少家里的"负能量"食物，增加"正能量"食物。食品开封后，你很容易告诉自己："唉，算了，已经打开啦，我得把它吃完。"可以把"负能量"包装食品捐赠给教会或流浪汉收留所，然后在橱柜里摆上健康食物。

● **限定午餐费。**如果你担心在外吃得太多，可以限定身上带的钱数，并且把信用卡留在家里。如果你的工作午餐是10美元，那身上就只带10美元。

● **管住嘴。**烹饪时不要品尝食物。你会经受不住诱惑，吃掉做好的食物。要把烹饪当成是工作。你是在为自己或家人制作健康的晚餐，必须完成任务后才能享用。如果你确实需要某种意见，可以请朋友或家人代为品尝。

● **嚼口香糖。**同吸烟一样，进食也是焦虑的镇静剂。因此，嚼无糖口香糖，可以让你的嘴巴不闲着。

● **当众进食。**如果你喜欢某种食物，但因为担心它会触发暴饮暴食而对它避而远之，那你可以约上朋友，吃一份这种"禁忌"食物，以此挑战自己的担心。强迫自己当众吃某种你通常认为是禁忌或秘密的食物，可以极大地帮助你摆脱它的控制。

## 摆脱暴饮暴食

"糖脑康复方案"的这些原则，可以帮助你摆脱与食物的糟糕关系、远离悠悠球式的节食减肥。完成"糖脑康复方案"后，如果你仍然暴饮暴食，请不要责怪自己。相反，要吸收已经学到的东西，并把那些工具放入自己的"工具箱"。要把自己照旧暴饮暴食看成是一种反馈信号：你可能需要新的"工具"——医学专业人士的帮助。

## 我接下来走向哪里？

至此，你已经学会了如何摆脱最常见的食物成瘾模式。这些工具可以帮助你全面改造自己的饮食，这一点，我们将在下一部分深入探讨。在接下来的28天时间里，你将最终摆脱导致大脑萎缩、增大腰围的食物成瘾行为。

### 糖脑康复：布里安娜的故事

布里安娜是一名运动员，30岁出头。她经常参加橄榄球、交叉健身以及斯巴达勇士赛等竞赛项目。布里安娜属于那种天生健壮的人。她拥有高超的运动技能，但她需要我的帮助。

布里安娜正在经历的，是我们某个时候都会面临的问题：年龄引起的代谢减缓。20多岁时，布里安娜可以想吃什么就吃什么，而且体重不会增加。现在，30多岁的她发现，她必须运动几个月（甚至是高强度训练），才能减掉身上多余的体重或储存的脂肪。布里安娜希望，"糖脑康复方案"可以帮助她减掉日渐明显的腹部脂肪。

布里安娜还承受着相当大的压力。她正在攻读博士学位，还要工作。她奔波于学校和工作之间，每周要工作80个小时，几乎没有时间吃饭，更不用说自己做健康的食物。

此外，布里安娜的奶奶新近去世。她的奶奶抚养她长大，是她生命中最重要的人。可以理解，布里安娜实施"糖脑康复方案"之初诉说自己感到焦虑和抑郁，而且体重最近增加了20磅。布里安娜希望，血清素"正能量"能够给予她些许的宁静和轻松感。

"糖脑康复方案"能帮助一个本来身材健美的人吗？尽管最近体重增加，但布里安娜的体脂率依然较低。28天的康复方案能帮助她大脑生长、腰围减小、恢复往日风采吗？它能帮助一个过度劳累、悲伤的年轻女人感觉好起来吗？

布里安娜居住的地方没有体成分测量仪，于是，为了测量自己的体脂成分，她做了两次水下皮脂测定。水下皮脂测定法的准确度与体成分测量仪几乎相当，但有几个缺点。像布里安娜这样的运动员，身体骨密度较高，因此，水下皮脂测定法的数据会出现偏差。此外，如果你在水下没有呼出肺部的全部氧气，测得的数据也容易出错。尽管如此，上述两种测量法的准确度，也远高于卡尺或需要你握住或站上金属板的测量法。在所有测量法中，双能X射线吸收测量法的准确度最高，不过，它的花费会高达400美元。

在实施方案的28天时间里，布里安娜减掉了3磅体重。现在，她的体重比开始时轻了9磅。尽管水下皮脂测定的身体成分数据没有反映出这一点，但布里安娜报告说，在这28天时间里，她确实注意到自己身材变好。为了加以证明，她还拍了前后对比照片。长期而言，她会继续取得极大的成功。她现在已经减掉了9磅体重。

实施"糖脑康复方案"之前

日期：2018年6月22日

体重：149.8磅

完成为期28天的"糖脑康复方案"之后

日期：2018年7月23日

体重：146.3磅

今天

日期：2019年2月16日

体重：141磅

要点："糖脑康复方案"可以帮助身材变形或身材正常的人提升大脑和身体功能！听到人们（尤其是身处艰难时期的人）说自己感觉好多了，我非常高兴。布里安娜当然也是这样。

谈起自己的糖脑康复征程，她是这样说的：

"谢谢你！你的方案帮助我快速启动了康复之旅。我原来有段时间非常消沉……说真的，它改变了我的生活。"

关于这个方案，她的体会是：

·我试过很多减肥方案，在所有方案中，这个是最容易坚持的。如果走偏了，我能马上回到正轨。而其他方案一旦走偏，我就回不去了。

·它迫使我抽出时间享受生活的小细节（遛狗、冥想、泡澡、骑自行车）。

·糖渴求降至最低。我认为这是因为这个方案让人逐渐戒掉垃圾食物、让身体渴求健康食物。

·我很快就看到了变化，尤其是肌肉量的增加。

·我从未感到难受，只觉得舒服。很多节食减肥法会突然减掉各种食物，让人感到饥饿和痛苦，而我从未有过这些感受。

她还注意到下面这些变化：

·我的睡眠得到极大改善。我从小就有睡眠问题，这是我第一次能够每晚睡上6~7个小时。

·我开始重新喜欢自己。快乐、充满动力、压力减小。与人相处更受欢迎。

·我的焦虑感大大降低（这对我太重要了）。

·我的工作效率得到提升。由于上述变化，我能更好地管理压力，更有能量，工作业绩更好。

第四部分

# 糖脑康复

# 第12章 缺乏血清素：满足糖渴求的无糖方式

你在第5章是否发现自己缺乏血清素？如果是，那你很可能受到慢性焦虑的控制。有时候，你是为周末旅游收拾东西而感到忧虑（忘记上闹钟怎么办？睡过头了怎么办？）。有时候，你是为重大的截止日期或未支付账单而倍感焦虑（我们会失去房子的！孩子们只能辍学！我年龄太大，找不到新的工作！）。不管是哪种情况，如果你缺乏血清素，生活就是一长串令人不安的挑战，而且你对自己迎接这些挑战的能力毫无信心，至少自己不满意。

缺乏血清素，你就可能陷入七种"负能量"思维模式，焦虑、强迫或悲观的想法会占领你的思想和感受（我将在第14章详细介绍）。缺乏血清素，你就会渴求糖。快感通道会否决下丘脑的生理饥饿信号。随着你对食物成瘾，你的大脑会发生萎缩，你会觉得改变更困难、更想逃避。突然之间，你就陷入焦虑的恶性循环：血清素缺乏，于是渴求糖，于是更加焦虑，于是血清素耗尽，于是大脑发生萎缩……

下面这些典型的忧虑，是我那些缺乏血清素的患者们告诉我的。你也有这些焦虑的想法吗？

● 其他人过得更舒适，他们的生活更无忧无虑。

● 我太胖了，每个人都比我瘦。

● 谁也不会每吃一口东西都要想想，但我就是这样，否则，我就会长胖。我这是怎么了？

● 我的体重失控了。我的工作也可能要丢掉了。我永远不会找到理想的伴侣！

但愿我能打消你的焦虑：有时每个人都会觉得自己缺乏安全感、没有魅力、生活失控，绝不是只有你会这样。我还希望你放心，你的忧虑并不是可靠的现实指南，而只是缺乏血清素所引起的想法和感受。你渴求那些有助于提升血清素水平的安慰性食物，也就毫不奇怪了吧？你渴求糖和碳水化合物，只是要提升血清素水平，以便缓解焦虑，获得哪怕是片刻的宁静。缺乏血清素，你就会渴求含糖或用面粉做成的食品：蛋糕、饼干、意面或面包。我们的目标，是帮助你获得应有的宁静感和舒适感，但只能借助于更健康的食物和活动。

## 你的糖脑康复方案

实施方案之初，你的大脑、身体和精神都会得到血清素"正能量"食物和活动的滋养。我希望你牢记下面这几个词语：

**果糖**：浆果和水果可以满足你的甜食需求，有助于缓解糖渴求。它们可以缓慢而稳定地提升大脑的血清素水平，不会像蔗糖那样引起血糖飙升。

**伸展**：选择瑜伽、普拉提或简单的日常伸展等放松运动，借此提醒身体生产更多的血清素。深呼吸、泡澡和静心独处也是很不错的选择。你甚至可以用血清素"正能量"食物来营造舒缓的体验，比如躺在床上看书的时候，可以喝点儿甘菊茶。

**睡眠**：你知道吗？每晚睡眠不足7~8小时，你的身体就会分泌更多的生长激素释放肽（"饥饿"荷尔蒙）。缺乏睡眠，还会干扰身体的血清素生产。我的很多病人都犯了一个大错：开着电脑或电视睡觉。它们的亮光会扰乱你身体的昼夜节律，因此，要拔掉电器的插头，在睡眠中减掉体重！

**阳光**：温暖的阳光让人放松，可以非常有效地促进血清素生产。晒20分钟太阳，你就能获得健康水平的维生素D，而维生素D可以抗抑郁。不过，不要过度暴晒。每天在户外待上20分钟，就足以让你感到效果。

**舒缓**：薰衣草的香味、噼啪作响的温暖炉火、内心宁静地散步，这些都能提升血清素的水平。放松按摩、长时间泡澡或与朋友聊天也是如此。

**精神**：重温人生使命、感受自己的宇宙位置，可以带给你无与伦比的安全感和宁静感。缺乏血清素是在提醒你，你的精神也饥渴了。通过祷告、冥想、融入大自然或志愿活动，你会体验到与这个星球和世界最深厚的联系。

可以随便享用分量适中的健康食物。好消息是：大脑化学环境不被过量的"负能量"食物操纵，你就会基于真实的生理饥饿感知到自己何时需要进食、需要进食多少。血清素水平不急剧上升、血糖水平不飙升，根据食量饮食就会容易得多。人们贪吃面包而不贪吃西蓝花，这是有原因的。一般而言，"正能量"食物有助于重新校准味蕾，让你更喜欢大份的水果、蔬菜以及富含Ω-3的蛋白质。大多数人会发现，随着新的"正能量"食物的增加，他们感受到自己对"负能量"包装零食的渴求大大降低，而这些零食通常都含有让大脑萎缩的糖和坏脂肪。

## 血清素"正能量"食物

实施"糖脑康复方案"的第一步，是在饮食中加入促进血清素分泌的"正能量"食物。请记住：你的大脑需要色氨酸（氨基酸）、叶酸、维生素B6、维生素C、锌和镁才能生产血清素。

**色氨酸：**奇亚籽、向日葵籽、亚麻籽、开心果、腰果、杏仁、榛子、花生、大豆、豆腐、丹贝、奶酪、菜豆、三文鱼、鳕鱼、鲈鱼、畜禽肉、鸡蛋、酸奶、鳄梨、香蕉、罗望子

**叶酸：**菠菜、抱子甘蓝、羽衣甘蓝、生菜、蘑菇、芦笋、香蕉、甜瓜、柠檬、唐莴苣、西蓝花、小扁豆、黑豆、芸豆、黑眼豆

**维生素B6：**胡萝卜、菠菜、豌豆、香蕉、向日葵籽、开心果、

小扁豆、鹰嘴豆、三文鱼、虾、火鸡肉、牛肉、猪肉

维生素C：红柿子椒、黄柿子椒、辣椒、针叶樱桃、木瓜、番石榴、羽衣甘蓝、草莓、树莓、橙子、甜瓜、葡萄柚、橘子、黑醋栗、杏子、李子、欧芹、猕猴桃、西蓝花、菠菜、花椰菜、抱子甘蓝、荔枝、接骨木果、菠萝、大蒜、酸橙、番茄

锌：牡蛎、比目鱼、鳎鱼、蟹、牛肉、野牛肉、羊肉、猪肉、火鸡肉、鸡肉、酸奶、南瓜子、烘豆、丹贝、小扁豆、芸豆、鹰嘴豆、黑眼豆、干豌豆、松子、花生、腰果、杏仁、向日葵籽、腰果酱、天然花生酱、豆腐

镁：西蓝花、西葫芦、菠菜、甜菜、羽衣甘蓝、唐莴苣、腰果、杏仁、芝麻、黑豆、咖啡豆、三文鱼、大比目鱼

# 血清素"正能量"活动

实施"糖脑康复方案"的28天里，你还要在日常生活中加入"正能量"活动。血清素水平低，就意味着焦虑感高，因此，在选择要尝试的活动时，要善待自己，不要过于苛刻。可以从有趣、容易的活动开始。血清素水平一旦稳定，那些更有挑战性的活动可能就不再显得遥不可及。请记住：稳扎稳打，无往不胜！

- 收留流浪动物
- 道歉
- 外出看电影或听音乐会
- 问候咖啡馆服务员
- 询问压力大的同事是否需要帮忙
- 参加聚会
- 参加课程

- 结算账单
- 做个老大哥或老大姐
- 打保龄球
- 带上环保袋去购物
- 建沙堡
- 打电话去说"我爱你"
- 做儿童队教练
- 拥抱你的爱人或宠物
- 空腹运动
- 洗碗
- 报税
- 锻炼
- 原谅别人
- 购买健康保险
- 收拾乱放的东西
- 赞扬某人
- 表扬自己
- 一整天不开车
- 钓鱼
- 去农贸市场
- 去博物馆
- 去听脱口秀
- 听歌剧或看戏剧演出

- 诚实
- 观鸟
- 深呼吸5分钟
- 为爱人或自己买束花带回家
- 堆雪人
- 划独木舟
- 烹饪
- 做字谜游戏
- 帮助别人且不期望任何回报
- 走路或骑车去办事
- 关灯吃晚餐，品味每一口饭菜
- 放风筝
- 打理花园
- 做按摩或给人按摩
- 做一直未做的体检或乳房X光检查
- 给宠物洗澡
- 做面膜或洗脸
- 跳舞
- 上网浏览外国城市的图片或风景
- 去图书馆或书店
- 去动物园
- 早睡30分钟
- 去楼顶看风景

- 打高尔夫球
- 带孩子参加舞会
- 一个晚上不看电视或玩电脑
- 抱婴儿
- 牵手
- 骑马
- 邀请朋友或家人过来闲聊
- 加入互助小组

- 划皮艇
- 让超市里购物不多的某人先结账
- 听古典音乐或舒缓的乐曲
- 对着镜子找出自己外表的优点
- 向慈善机构网站捐款5美元
- 冥想
- 打开社交账户联系老朋友

- 整理书桌、壁橱或杂物柜
- 宠爱自己
- 在收费亭为排在身后的人付账
- 计划"惊喜派对"

- 微笑5分钟
- 畅聊
- 小路徒步
- 抱小狗
- 为某人开门
- 拥抱某人
- 慢跑
- 写日志——记下你感恩的事情、想摆脱的强烈感受、好想法

- 编织
- 点蜡烛或熏香
- 倾听朋友诉苦
- 看老照片
- 盯着眼睛和人交谈
- 弥补过错
- 修剪草坪
- 开一个存款账户，为梦想的旅程做计划

- 画画
- 付账单
- 计划一个聚会
- 制订退休计划

- 打高尔夫球
- 带孩子参加舞会
- 一个晚上不看电视或玩电脑
- 抱婴儿
- 牵手
- 骑马
- 邀请朋友或家人过来闲聊
- 加入互助小组

- 划皮艇
- 让超市里购物不多的某人先结账
- 听古典音乐或舒缓的乐曲
- 对着镜子找出自己外表的优点

- 向慈善机构网站捐款5美元
- 冥想
- 打开社交账户联系老朋友

- 整理书桌、壁橱或杂物柜
- 宠爱自己
- 在收费亭为排在身后的人付账

- 计划"惊喜派对"

- 微笑5分钟
- 畅聊
- 小路徒步
- 抱小狗
- 为某人开门
- 拥抱某人
- 慢跑
- 写日志——记下你感恩的事情、想摆脱的强烈感受、好想法

- 编织
- 点蜡烛或熏香
- 倾听朋友诉苦
- 看老照片
- 盯着眼睛和人交谈

- 弥补过错
- 修剪草坪
- 开一个存款账户，为梦想的旅程做计划

- 画画
- 付账单
- 计划一个聚会

- 制订退休计划

- 玩游戏——自己玩或组队玩
- 逗宠物
- 祷告
- 缝被子
- 看书
- 给手脚涂抹乳液
- 问候电梯里的陌生人

- 做剪贴簿
- 给人送花
- 跟着收音机唱歌
- 和远方的朋友视频聊天
- 微笑
- 去公园或海边待一会儿
- 停下脚步欣赏风景
- 学习

- 游泳
- 打盹20分钟

- 上瑜伽课或普拉提课

- 演奏乐器
- 练习太极
- 穿上保暖袜
- 清扫落叶
- 回收利用废物
- 驾驶帆船
- 必要时说"不"，不要为此感到内疚

- 寄问候卡片
- 摆好桌子，坐下吃饭
- 用石头打水漂
- 闻玫瑰花香
- 说真心话
- 开始用存钱罐存钱
- 舒展四肢30分钟以上
- 日光浴（抹上安全、环保的矿物质防晒霜）

- 泡澡
- 散步——下班减压快步走或晚餐后闲逛，带上家人
- 深呼吸几分钟，同时想象积极的念头

- 拍照——哪怕是
  用手机自拍
- 走楼梯
- 告诉朋友他对你很重要
- 订阅喜欢的杂志
- 想象积极的东西
- 给逝去的亲人扫墓，
  告诉他们应该为今天的
  你感到骄傲
- 为某个事业步行或跑步
- 看搞笑或励志的电视节目
- 手写一封书信
- 写下你的童年梦想

- 捐赠旧衣物
- 和治疗师交流
- 告诉自己你喜欢的自己的
  三个优点
- 早上试试"亮光疗法"
- 关闭手机1小时
- 做志愿者
- 遛狗
- 看你最喜欢的爱情片
- 写一首诗
- 写回忆录

## "负能量"食物

在接下来的几周里，随着"正能量"活动和健康食物的增加，你的血清素水平会趋于稳定，与此同时，你还需要注意减掉下面这些"负能量"食物。不用担心，因为其他可持续的"快乐"化学物质来源可以平衡血清素水平，这意味着你不需要摄入下面这些形式的糖。如此一来，你轻而易举就可减少摄入这些"负能量"食物。如果有疑问，可以查看食品标签。提醒一下：这里所说的"糖"，是指容易快速转化为糖或对血糖水平有负面影响的所有食物。各种形式的糖、人工增甜剂、果汁（柠檬汁和酸橙汁除外）、谷物和面粉都是"负能量"食物。

- AK 糖（安赛蜜）
- 苋菜红
- 大麦
- 甜菜糖
- 糙米糖浆
- 荞麦
- 奶油糖 / 奶油霜
- 白砂糖
- 角豆糖浆
- 椰糖
- 玉米糖浆
- 结晶果糖
- 金砂糖
- 右旋糖
- 单粒小麦
- 乙基麦芽酚
- 二粒小麦
- 面粉（杏仁粉、椰子粉、苔麸和油莎豆粉除外）
- 左旋糖
- 浓缩果汁
- 金糖

- 龙舌兰蜜 / 糖浆
- 阿斯巴甜
- 大麦芽
- 黑糖蜜
- 红糖
- 碎小麦
- 蔗糖精
- 焦糖
- 绵白糖
- 糖粉
- 固体玉米糖浆
- 枣糖
- 糊精
- 糖化麦芽
- 怡口糖
- 浓缩甘蔗汁
- 佛罗里达蔗糖
- 果汁（柠檬汁和酸橙汁除外）
- 半乳糖
- 金糖浆

- 葡萄糖
- 葡萄果糖
- 高果糖玉米糖浆
- 糖霜粉
- 卡姆小麦
- 乳糖
- 麦芽糊精
- 枫糖浆
- 糖蜜
- 燕麦
- 藜麦
- 大米
- 精制糖浆
- 高粱糖浆
- 善品糖
- 蔗糖
- 粗制蔗糖
- 代糖
- 分离砂糖
- 小麦
- 固体葡萄糖浆
- 谷物
- 蜂蜜
- 转化糖
- 苍白茎藜麦
- 麦芽糖浆
- 麦芽糖
- 粟米
- 黑砂糖
- 红砂糖
- 粗糖
- 大米糖浆
- 糖精
- 斯佩尔特小麦
- 三氯蔗糖
- 糖（砂糖或食糖）
- 乙酰氨基磺酸钾
- 低脂糖
- 蜜糖
- 黄糖

## 一步一个脚印

现在，你已经知道自己需要做什么。要宽容自己，随时留意自己做对的地方，不要关注自己做错的地方。有些缺乏血清素的完美主义者想绕过渐进脱瘾，第一天就想采用"休克疗法"，立即加入所有促进大脑生长的食物。请记住：以前让你陷入麻烦的，也许正是这种完美主义想法！

　　保持大脑生长和腰围苗条，这是终生的征程，它是马拉松，不是短跑冲刺。而且，你是和自己比赛。食物具有致瘾性，因此，其他成瘾的流行语也同样适用，比如"一步一个脚印""不着急，慢慢来""假装能做到，就真能做到"。请记住：血清素水平低，会引发完美主义、焦虑、自责和怀疑等感受，让你偏离航向。有了这些感受，糖的破坏性召唤就特别具有诱惑力。不要用让大脑萎缩的食物进行"疗伤"，相反，要摄入血清素"正能量"食物或选择本章建议的"正能量"活动。这样做，你就是在帮助自己的身体稳定地生产舒缓情绪的血清素，从而拥有美妙的感觉和自由感。

# 第13章 缺乏多巴胺：满足脂肪渴求的"地中海生酮饮食"

如果你在第6章发现自己缺乏多巴胺，那你可能会感到沮丧，生活显得太缓慢、无趣；也可能恰恰相反：感到不堪重负，生活显得太快速、忙碌。你可能会奔忙于一个个的截止日期或危机，总想挤出更多的能量和储备，结果却感到能量耗尽、精疲力竭。也可能感觉自己陷入毫无前途的工作或狭窄的生活，不明白自己怎么就到了这个地步，醒来就要照顾孩子、做家务，很少有娱乐的时间。

血清素成瘾者会感到焦虑，而多巴胺成瘾者则会感到抑郁。空虚、孤独、迷惘等感受会促使人们用坏脂肪"疗伤"，从而引起多巴胺水平急剧升高。此外，与血清素水平低的人相比，多巴胺水平低的人更不愿意谈论自己的感受，因此，你的朋友很可能不知道你难过、沮丧或失意。你会绕过生理饥饿信号，继续摄入过量的坏脂肪，"毒害"自己的大脑。随着时间的推移，大脑就会发生萎缩，想做出改变也不可能。

即使你的生活看上去很成功、无忧无虑，如果缺乏多巴胺，也会表现出无法察觉、连自己都不承认的某些问题。可能是你和伴侣厌倦了你想要的那种性爱；可能是你对原本带来满足感的工作早已轻车熟路，觉得工作不再有挑战性；也可能是你的孩子让你满怀爱怜，但你还是渴望冒险。

不管是哪种情况，如果缺乏多巴胺，你就会缺乏兴奋感，无法对抗不断增强的抑郁感。你有下面这些想法和感受吗？

- 就这样啦？
- 生活不应该是这样子！
- 快乐和兴奋都去哪儿了？
- 我很长时间都没做有新鲜感的事情了……
- 我都不认识自己了，我怎么变得这样无趣？！
- 我过去是一个富有同情心的人，现在到底是怎么啦？

我希望能帮助你唤醒自我——那个因为生活无趣和过度工作而感到压抑和窒息的自我。希望这个"糖脑康复方案"能说服你为自己留出时间和精力，投入地享受生活的乐趣，一如你投入地完成自己的日常任务和履行职责。你会发现，触发短暂多巴胺"快感"的坏脂肪食物，不会给陈腐的生活增加任何满足感。我们的目标，是帮助你获得渴求的兴奋感和刺激感，但只能借助于更健康的、助力大脑生长的食物和活动。

## 你的糖脑康复方案

实施方案之初，你的大脑、身体和精神都会得到多巴胺"正能量"食物和活动的滋养。我希望你牢记下面这五个词语：

**油炸和高脂食物换成高蛋白食物**——如果你和大多数缺乏多巴胺的人一样，你也会渴求炸薯条、炸鸡和能量饮料，以获得梦寐以求的生活"火花"。不过，多巴胺还有另一个很好的来源，即富含好脂肪的高蛋白食物，比如富含$\Omega-3$的海产品、富含单不饱和脂肪的橄榄油。如果你缺乏多巴胺，就要补充蛋白质——大量的蛋白质。要确保每餐都摄入蛋白质。要多吃富含$\Omega-3$的海产品、豆类和植物油等"超级食物"。

**冒险**——既然你渴望变化、刺激和冒险，那就大胆地学习新技能，或者去做一直想做的事情。高山滑雪，学习驾驶滑翔伞，乘坐热气球，或者做公众演讲。生活中的冒险越多，你对脂肪的渴求就越少。你甚至可以大胆搭配多巴胺"正能量"食物。有机鸡蛋炒西蓝花加辣酱，可能会让某些人望而生畏，但你不会！

**乐趣**——生活失去乐趣，我们就会从食物中寻求乐趣。我们可以从其他方面寻找乐趣，比如：欣赏夕阳、游览神秘的新街区、每天花10分钟做自己喜欢的事情。

**欲望**——我无法建议你恋爱，但如果你已经恋爱，那你的大脑将从中获得巨大益处！和你的另一半重燃爱情之火，怎么样？或者，如果你是单身，那就做些浪漫的、性感的、刺激的事情：游览意大利、学习打扑克、学习探戈舞。要找到自己渴望的事情，然后去追求它。

**挑战**——缺乏多巴胺的人需要挑战自己，因此，要检验自己的创造力，看看结果会如何。可以重新设计花园、重新摆放客厅或卧室的家具或者重新归置储藏室，也可以学习一门外语、玩挑战性的拼字游戏或者买一本数独游戏书。只要能体验到挑战感和成就感，任何东西都行。

## 多巴胺"正能量"食物

实施康复计划的第一步，是在饮食中加入促进多巴胺分泌的"正能量"食物。请记住：你的身体需要酪氨酸（氨基酸）、铁、维生素C和叶酸才能生产多巴胺。这些食物，你不必都要吃，但如果你能找到喜欢的10～20种食物，那就是不错的起点。既然你渴望冒险，那尝试新食物就不会觉得困难。也许，你甚至可以挑战自己，将下面列出的食物都尝个遍。我敢打赌，你肯定行的！

**酪氨酸**：鱼肉、牛肉、羊肉、猪肉、鸡肉、鳄梨、香蕉、鸡蛋、火鸡肉、花生、杏仁、南瓜子、芝麻、利马豆、奶酪

**铁**：沙丁鱼、牡蛎、蛤蜊、贻贝、肝脏、鱼肉、南瓜子、芝麻、倭瓜子、坚果、西蓝花、菠菜、鸡肉、豆腐、牛肉、火鸡肉、火腿

**维生素C**：红柿子椒、黄柿子椒、辣椒、针叶樱桃、木瓜、番石榴、羽衣甘蓝、草莓、树莓、橙子、甜瓜、葡萄柚、橘子、黑醋栗、杏子、李子、欧芹、猕猴桃、西蓝花、菠菜、花椰菜、抱子甘蓝、荔枝、接骨木果、菠萝、大蒜、酸橙、番茄

**叶酸**：菠菜、抱子甘蓝、羽衣甘蓝、生菜、蘑菇、芦笋、香蕉、甜瓜、柠檬、唐莴苣、西蓝花、小扁豆、黑豆、芸豆、黑眼豆

## 不做计划，就是在计划失败

大脑萎缩和多巴胺水平低均与冲动进食相关，因此，提前计划就显得尤为重要。回家时带上有益大脑生长的食物，以防自己刚进家门就习惯性地想吃东西。

## 多巴胺"正能量"活动

实施"糖脑康复方案"的28天时间里，你还要在日常生活中加入下面这些"正能量"活动。请记住：你要做自己的专家，你的感受就是表明你此刻需要做什么的信息。过去，因为生活无趣，你不假思索就走向那盘辣味芝士薯条；现在，你已拥有各种多巴胺"正能量"食物和活动，完全可以用来抵御生活的单调乏味。

当然，你要宽容自己，要记住：多巴胺水平低，会引发绝望和悲伤。因此，如果你觉得下面这些多巴胺"正能量"活动让你不堪重负，请深呼吸。不着急，慢慢来。星期一很无聊，那就做5分钟数独游戏。也可以重新调整周末的惯常安排，痛快地玩一晚上游戏。随着多巴胺水平逐渐升高，你挑战这些活动的动力也会增强，生活也会更有动力。

借助这些活动而不是坏脂肪自然地获取多巴胺，你就会慢慢地转向"地中海生酮饮食"。

- 参加社区戏剧团演出　　● 求职

- 和特别的人约会
- 听讲座
- 建造东西
- 打开音乐，快速打扫房屋
- 跳舞
- 高强度有氧运动或无氧间歇训练
- 下班找条新路开车回家
- 吃以前从未尝试过的东西
- 换个发型
- 尝试神经反馈疗法或脑电生物反馈疗法
- 买票看最喜欢的脱口秀或综艺秀
- 跳交谊舞
- 深海潜游
- 去陌生的城市
- 参加体育比赛
- 去空旷建筑逛逛
- 去激流漂筏
- 品尝葡萄酒
- 交谈
- 参加聚会
- 把大目标分解为可实现的小目标
- 打电话参加电台竞赛
- 烹饪新菜肴
- 空腹运动
- 参加让人兴奋、有收获的志愿活动
- 给头发染个新颜色，或者就保持自然发色
- 修理东西
- 睡足8小时
- 坐火车、公交车或开车去陌生地方
- 脱毛
- 玩卡丁车
- 参加健身训练营
- 去陌生的餐馆吃饭
- 去动物园
- 去靶场打靶
- 逛街
- 带孩子参加舞会
- 去陌生小路徒步

- 请私人教练
- 带孩子去游乐场玩
- 发明东西

- 加入学校家委会
- 跳板跳水
- 唱卡拉OK
- 学外语
- 举重
- 陪孩子玩闯关游戏，
  看谁最先闯关成功
- 冥想
- 骑山地自行车
- 给房间换个涂料颜色
- 参加竞赛

- 玩西洋双陆棋
- 打台球
- 玩地掷球
- 和宠物狗玩飞盘或捡球
  游戏
- 打乒乓球
- 捉迷藏

- 去练习场击球
- 举办主题派对
- 注册兴趣社交网站或
  徒步、聚会，只为认识新人
- 加入演讲俱乐部
- 跳绳
- 接吻
- 学跳萨尔萨舞
- 用手机拍视频
- 做超辣番茄酱
- 打迷你高尔夫
- 在从未尝试过的餐馆点健康外卖
- 给指甲涂新颜色
- 玩有挑战性的游戏或字谜，
  比如玩数独、填字谜、
  打电子游戏或扑克
- 打篮球
- 下棋
- 玩飞镖
- 和朋友玩扑克小赌一把
- 踢足球
- 玩"扭扭乐"游戏

- 查找电脑中从未用过的程序
- 看漫画
- 重新摆放家具
- 滑旱冰
- 水肺潜水
- 注册约会网站
- 滑雪
- 驾驶雪地摩托
- 短跑
- 开通"梦幻橄榄球联赛"游戏
- 为爱人制造浪漫惊喜
- 洗冷水澡
- 参加吊杠课程
- 参加"快闪"活动
- 去宠物公园遛狗
- 发短信告诉某人你欣赏他
- 尝试新运动，如击剑、网球或冲浪
- 看游戏表演
- 观看街头表演
- 观看竞技运动，最好加入其中
- 阅读惊险刺激的小说或故事
- 阅读自己的星座说明
- 坐过山车
- 驾驶帆船
- 去看治疗师
- 参加"快速相亲"活动
- 通气管潜泳
- 花5分钟上网浏览度假胜地
- 开通博客
- 向杂志社投稿短篇小说
- 参加肚皮舞或钢管舞培训课程
- 参加动感单车课程
- 雨中散步
- 走楼梯
- 试驾新车，有钱再买
- 跑5公里马拉松
- 试穿新鞋
- 投票
- 看恐怖片或动作片
- 观看飞机起飞
- 今天换个妆色

- 穿性感的内衣，哪怕
  只是穿给自己看
- 写歌，然后为某人演唱
- 写出你这辈子想做的10件
  事情

- 美白牙齿
- 写出你今年想做的5件事情

## "负能量"食物

借助"正能量"食物和活动，你的多巴胺水平会逐步提升，同时，你还要减掉下面这些"负能量"食物。要多摄入更健康的植物油，同时减掉坏脂肪，包括促炎性Ω-6含量高的植物油。要远离各种让大脑萎缩的饱和脂肪，比如常规养殖的牛排或汉堡。部分氢化脂肪和反式脂肪都是坏脂肪。如你所知，你可以摄入少量的初榨椰子油，防止你整天吃汉堡。

请记住：随着多巴胺水平逐渐上升，以前那些"负能量"食物会开始失去诱惑力。不过，这并不是说它们就没有问题或不具有致瘾性，因此，必须同它们保持距离。要搜查厨房里的"负能量"食物，逐步储备有益大脑生长的食物。由于冲动进食与大脑萎缩和多巴胺水平低相关，因此，一定要确保自己在意志薄弱或无聊的时候不容易获得这些食物。我希望你想清楚自己需要吃什么，然后才把它塞进嘴里。如此一来，这些"负能量"食物只会成为偶尔的"犒赏"，而不是日常生活的常备食物。

- 所有油炸食品

● 所有含坏脂肪的食物。

● 各种植物油（不包括橄榄油、初榨椰子油、冷榨或物理压榨的菜籽油、核桃油、鳄梨油、澳洲胡桃油、马来西亚棕榈油）

● 所有加工肉制品，包括午餐肉，甚至包括白肉

● 常规饲养/工厂化养殖的动物产品，包括肉、奶、蛋和奶制品

## 大踏步前进

无论何时，只要集中力量，我们就会迈向成功和幸福。缺乏多巴胺的人需要新奇感、冒险和挑战。你已经拥有健康而持续地满足多巴胺需求的全套"装备"，因此，请利用自己不服输的精神，全力追求梦想的生活。真正重要的，不是你无法拥有的东西，而是拥有真正需要的东西，让"疗伤"替代品失去吸引力。

# 第14章 思维与信念的力量：潜意识、认知行为疗法与糖脑康复

我的一个专长是识别那些导致负面情绪和行为的思维模式。认知行为疗法（CBT）的基本原理很简单：某些思维模式让我们感觉更好，而某些思维模式让我们感觉更差。我帮助我的病人识别那些引发问题的思维模式，鼓励他们重塑自己的思维模式，改写自己的口头禅——你已经在第5章和第6章读到这一点。

认知行为疗法是"糖脑康复方案"不可或缺的组成部分，因为"负能量"思维会损害你的大脑化学环境，降低血清素和多巴胺水平，加重"负能量"食物渴求，导致大脑萎缩，进而引发更多的"负能量"思维——你再次陷入恶性循环。

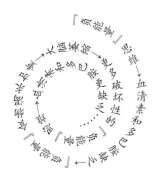

"负能量"思维如何侵蚀你的血清素和多巴胺储备？它会"滋养"你的焦虑、自我怀疑、无助和绝望，导致负面行为，进而引发更多的负面感受。"负面"思维会让你感到无助、没有价值感和安全感，引起无所适从、陷入绝境、生活无趣等感受。如果你有糖脑，那你本来就易产生脑雾，且容易感到情绪低落、无所适从，也容易冲动行事，而这些"负能量"思维会让你雪上加霜。我们已经明白：血清素和多巴胺水平低，随之而来的正是这些感受；也正是这种大脑化学环境，驱使你冲向奶酪汉堡和奶酪蛋糕，以提升自己的情绪。事实上，即使你摄入的都是有益大脑生长的"正能量"食物，"负能量"思维也会抵消你的好习惯，把你推向糖渴求或坏脂肪渴求。

幸运的是，我们有办法转变"负能量"思维。我来告诉你怎么做吧。首先，我们会详细分析七种"负能量"思维模式。然后，我会帮助你识别有助于提升血清素和多巴胺水平（以及让生活充满快乐）的"正能量"品质。在本章的最后部分，我会告诉你如何利用自我催眠来深入"治疗"自己的思维。

## 七种"负能量"思维模式

### 1.个人化思维

所谓个人化思维，是把某事的发生归咎于自己。当然，有时候，你要为某个问题或局面负责，而且应该意识到并承认这一点。但如果你没有任何理由却仍然选择归咎自己，这就是个人化"负能量"思维在作祟。

**"负能量"思维：**

他们没打电话叫我去面试，是因为我不够聪明。

他没给我打电话，是因为我胖。

这种节食减肥法没用，是因为我缺乏自控力。

**重塑思维：**

我很喜欢那个工作，我会继续求职的，也许他们已经聘用了其他人。

我不知道他为什么没给我打电话，也许是他没空、没有把握，或者喜欢遇到我之前的某个人。

这种节食减肥法没用，也许我该做些改变，看看需要改变什么。

可以这样判断自己是否有个人化思维：只要出问题，几乎所有解释的起点和终点都是"我不够好"。

这种思维模式会让你陷入麻烦，因为你只是众多环境因素的一部分，你的缺点也不代表你的全部。个人化思维会封闭生活和人际关系的各个方面。归咎自己、认为事事都在针对你，你就会感到绝望、无助、自卑。

从现在起，请不要再无端地归咎自己，应努力重塑自己的思维，多想想其他的原因。如果你真的希望远离这种"负能量"思维模式，可以这样试试：拿出一天或一周的时间，不管发生什么事情，都不要认为是因为自己"不够好"。你最终找到的其他原因，可能让你感到意外！

## 2.泛化思维

所谓泛化思维，是指任何生活领域里的任何问题都会侵入其他领域里的其他问题。生活在某个方面出了问题，你就要关闭整个生活，显然，这样做只会让所有事情都更加糟糕，因为你让某个缺点消解了自己的所有优点。

**"负能量"思维：**

我这周长胖了，我要打电话请病假，明天不去上班了。

他没给我打电话，那我也不管他了——哪怕是朋友。

我为钱发愁，我要吃一桶冰激凌。

**重塑思维：**

我这周长胖了，但如果我明天去上班，就可以和玛丽亚一起吃午餐，她总是给我鼓励。我还知道，如果去上班，我可能就会忘记自己的烦恼。

他没给我打电话，正是在这种时候，友谊才显得更为重要。即使心里不舒服，我也要打电话给朋友，看看能否找时间聚聚。

我为钱发愁，但我最不想做的，就是担忧金钱和健康。我要去散步10分钟，然后看看要做哪些财务改变。

生活某个方面出了问题，我们很容易让它影响自己的整个生活。泛化思维的"解毒剂"，是全面看待问题。全局而言，不管你的悲伤、沮丧或失败多么令人烦恼、痛苦，它都只是生活的一段插曲，不要让它毁掉整个生活。

有些人认为，泛化思维的"解毒剂"是感恩。他们的座右铭是："我没有鞋穿，很痛苦，直到我遇到那个失去双脚的人。"关注自己拥有的东西并为此感恩，其重点不在于减轻痛苦感受或者自嘲，而是帮助你记住：生活不只是当下，也不只是某个挫折或困难时期。重塑泛化思维、全面看待生活，有助于改善大脑化学环境、恢复大脑化学平衡。

### 3."分析-瘫痪"思维

这种"负能量"思维是指：沉溺于自己的想法，只要感到悲伤、愤怒或难受，就拼命地分析自己有什么问题。有时候，分析有助于找出问题或解决问题。但如果你已经尽力思考问题，但发现问题无法解决或者无法马上解决，那就最好放下问题，不要因过度分析而让自己"瘫痪"。

**"负能量"思维：**

减不了肥，这对我意味着什么？我老是想这个问题。

我想知道，我的同事是否在生我的气？我想知道，她为什么那么久都没回复那封电子邮件，直到今天才回复？她这是什么意思？想到这一点，我又想起了上周那次，她用奇怪的眼神看着我。

我感觉情绪低落，我要坐在这里认真想想原因，直到我感觉好起来。

重塑思维：

今天，为了减肥问题，我能做的都做了。现在，我要去泡个澡，读一本好书，忘掉它吧！明天又是新的一天。

现在是晚上8点，而我竟然在浪费宝贵的休息时间去分析工作问题！我要享受这个美妙的夜晚，去遛狗，然后上床睡觉。

我感觉情绪低落。我要起床做些有成效的事情，不再为这些消极的东西想个不停。


如果你觉得自己经常沉溺于自己的想法，那我的建议是：限定时间思考某个问题，然后定好闹钟。闹铃响起，就停止思考，诚实地问问自己："我在推动问题的解决吗？"

如果答案是否定的，那就告诉自己——必要时大声说出来——"我以后再去想吧"。然后，去做别的事情，分散自己的注意力。如果你发现这点很难做到，那就列出"干扰物"清单，一旦出现"分析－瘫痪"思维，就看看这个清单。要爬出"分析－瘫痪"思维黑洞，最好的办法，是去做一件让你感到快乐或有成效的事情。说不定，你在忙于其他事情的时候，问题的解决办法会突然出现——这种情况经常发生！也可能你的问题无法解决，但你的感受会好起来。


### 4.悲观思维

这里所说的悲观思维，是设想最坏的、灾难性的情形。如果你有充分理由认为某件事情行不通或者危险在逼近，那就努力采取适宜的行动。但如果你对任何挫折都是预设性的悲观反应，那现在就该重塑自己的思维。不要将只是有可能发生的事与很可能发生的事混为一谈。

**"负能量"思维：**

我这周长胖了。不能这样下去啦，我会心脏病发作死掉的。

我的恋爱经历很不顺，我敢说这次也会失败。我会孤独终老的，到了60岁，我该怎么办？

我去参加了面试，但我肯定不会得到这份工作。明年还不了按揭贷款，那怎么办？

**重塑思维：**

我这周长胖了，不过，我还没有尝试这个方案。我可能会心脏病发作，但目前并没有任何临床症状。我也去看过医生，她说减肥是对我的健康最有益的事情。

现在的我，不是上次恋爱中的那个我，所以，还是先处处看吧。

我不知道是否能得到那份工作，但在找到喜欢的工作之前，我不会停止努力。有可能我一年都找不到工作，然后会失去房子，但这种可能性并不大。我失业从来没有超过三个月。

悲观者总是设想最坏的情形，只要碰到挫折，就视为灾难的开始。这种思维模式会导致抑郁、焦虑和绝望。乐观者则不同，他们会设想好的可能发生的事，不管这些事是否会发生。设想好的可能发生的事，乐观者就可以获得能量去探索这些可能性，因此，他们最终往往能创造出好的结果。原因很简单：他们会全力以赴地寻求办法，在困难中看见希望。只要有可能，他们就会想：也许不会有事儿的；这肯定会带来好的结果。因为这种积极的心态，他们往往能看见并追求悲观者可能错失的各种机会。

我并不是建议你对真正的危险和灾难视而不见，而是鼓励你培养乐观的思维方式，找到摆脱悲观思维的方法，不要深陷其中。培养"我能、我行"的心态，可以帮助你度过艰难时期。

### 5.极化思维

极化思维是非此即彼地看待事物，比如非黑即白、非对即错、非开即关。有这种"负能量"思维，你就看不见各种可能性，只会认为它要么行得通，要么行不通。如果某件事情进展不理想，你往往就会认为它根本行不通，可能永远行不通。

**"负能量"思维：**

我这周没减掉体重，我的整个节食法都是失败的。事实上，我明天应该换一种节食法。

如果特里不明白这一点，那我俩的关系是不会有结果的。

吃掉这块饼干把我整天的健康饮食都给毁了。我是一个彻底的失败者……无所谓了，晚餐想吃什么就吃什么吧。反正今天都已毁掉了。

**重塑思维：**

我这周没减掉体重，但我做了两个"正能量"活动以及一些健康的选择。我认为我正在慢慢进步，尽管还有很长的路要走。

关于这一点，我和特里显然有不同的看法。但我们通常都看法一致，也许这次应该"搁置争议"。我们非常爱对方。

我确实吃了一块饼干，但今天的其余时间我吃的都是有益大脑生长的食物。总的来说，我给今天的表现评为"中等"。还不错！我晚餐要吃美味的健康食物，继续进步！

放弃极化思维，并不是说不再考虑负面因素，而是要具体问题具体看待。努力做出很多改变的时候，我们经常会前进两步、后退一步，有时甚至会前进一步、后退两步。用极化思维看待这种情况，我们就会为进步激动不已；退步时，我们又会失望至极。重塑思维、容纳各种可能性，我们就能更平稳地进步。

### 6."想象"思维

有这种思维模式，我们就确信自己知道对方在想什么，认为对方应该知道我们在想什么，还会认为自己通晓未来。换言之，我们会确信很多事情，而其实并不真正清楚。

**"负能量"思维：**

如果他关心我，就应该知道我很艰难，就应该帮助我，陪我一起吃健康食物。

我认为，我的朋友不再喜欢我了，她几个星期都没给我发信息。

我知道，如果我去的话，每个人都会认为我很胖。

重塑思维：

我要把自己的艰难感受告诉他。如果我让他支持我，陪我吃几种"正能量"食物，我敢说，他肯定会的。

我要主动联系我的朋友。她没说过不喜欢我，一切都没有改变。只要花点儿时间相处，我们会和好如初的。如果我仍然感觉不对劲儿，那就找她问问清楚。

我感到局促不安。不过，我并不清楚其他人是怎么想我的，或许，他们压根儿就对我没什么想法。


要放弃"想象"思维是非常困难的，因为我们会觉得自己放弃的是知道真相、保护自己的权利。有时候，我们的直觉很准，因此，我们必须听从直觉；有时候，对方不断地伤害我们或者令我们失望，因此，我们得保护自己，不再信任他。

不过，有时候我们只是活在自己的恐惧、主观愿望和想象中。我们"知道"的，根本不是真相，而只是自己想象的故事。这种"负能量"思维的有效"解毒剂"，是谨慎看待自己知道的和不知道的东西，至少要对自己不知道这种可能性持开放态度。把自己的感受清楚地告诉对方，或者询问对方的想法，也是不错的重塑思维的方法。


### 7. "永远化"思维

这种"负能量"思维还有一个名字："用过去判断未来"。我本人也深受这种思维模式的折磨。某件事情尝试几次后，如果行不通，我就会认为它永远行不通，哪怕逻辑和理性告诉我放弃得太快了。即使每天都能看见病人在转变，我也容易认为我永远会这样，我无法改变。

**"负能量"思维：**

我从未减肥成功，因此，我注定要永远胖下去。

我感到悲伤、孤独。这种感受会永远伴随我，永远不会结束。

我从未做过管理工作。我想，我会永远陷于现在这个工作，止步不前。

**重塑思维：**

尽管我以前从未减肥成功，但我已经找到了新的饮食法，很可能会有效果。

即使我现在感到悲伤、孤独，但我要想办法改变。我记得10年前有过这种感受，当时也觉得很糟糕，但我最终还是走了出来。

我现在没得到那个管理职位，并不意味着我永远不会做管理工作。我要竭尽所能，下次有空缺时，我得到的概率就会更大。

用过去判断未来，这是很有诱惑力的，因为这样做会让我们成为专家。我们知道过去发生了什么，因此，我们知道未来会发生什么。我们可以避免失望，甚至不用努力去转变和成长。

我强烈建议你抵御"永远化"思维的诱惑。要接受未来的未知性，要认可自己有机会和能力创造理想的生活。

## 七种"正能量"品质

　　"负能量"思维会侵蚀你的大脑化学环境，而"正能量"品质可以改善你的大脑化学环境。事实上，下面这些"正能量"品质越多，你的"负能量"思维就会越少。所有"正能量"活动都是为了培养某种或某些"正能量"品质。因此，28天之后，回望过去，你会发现，那些促进血清素或多巴胺分泌的"正能量"活动，已经帮助你创造出拥有这七种"正能量"品质的生活。拥有充足的血清素和多巴胺，保持这些"正能量"品质也会变得更加容易——你进入了良性循环！

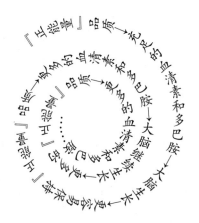

　　下面就是这七种"正能量"品质。所有促进血清素或多巴胺分泌的活动，都会给你的生活增添某种品质。阅读的时候，要问问自己："我现在的生活最需要哪种'正能量'品质？"

### 1. 使命感

获得持久而有意义的幸福的最佳方式，是让生活充满使命感。你为什么活着？你来到这个世界的使命是什么？你认为回首人生时最值得回忆的是什么？我猜，应该是你的人际关系、你给世界带来的变化——哪怕微不足道——以及你有机会实现自己的带薪或无薪工作。这些东西不但会极大地影响你的健康和幸福持久度，还会为你持续提供大量的血清素和多巴胺。如果你不再问"生活能给予我什么"，而是问"生活需要我付出什么"，你就会惊喜地发现，你的生活突然之间就显得丰裕、充满各种可能性。

### 2. 安宁感

如何让你的生活充满安宁感？什么样的精神信仰让你觉得生活有意义？思考这些问题的答案时，请考虑既有益于精神，又可促进血清素分泌的做法：冥想、瑜伽、祷告、听音乐。生活充满安宁感，还直接影响体重。缺乏安宁感，大脑的压力激素皮质醇水平就会升高，导致脂肪堆积在最危险的身体位置——腹部。因此，请找到有助于带来生活安宁感的活动和人际关系。

### 3. 自豪感

如果有人问你："你生活中最自豪的三点是什么？"你会如何回答呢？你的答案让你感觉良好的时候，你的血清素和多巴胺水平就会升高。享受自己最自豪的品质和成就，陶醉其中并和他人分享，你的大脑化学环境和腰围都会从中受益。

### 4.力量感

什么让你的生活充满力量感？缺乏力量感的人，容易感到绝望、愤怒、自卑和悲伤。我们都需要力量感，才能在生活的某个方面体验到能力感和掌控感。知道自己是尽责的父母或数独高手，你的力量感就会提升。知道自己车技不错，并利用这项技能志愿为老人或残障人士提供送餐上门服务，那你自己的力量感就会成倍提升。随着血清素和多巴胺水平提升，你会觉得自己能够改善饮食和健康。但如果你觉得自己什么都不行，那一切都会更加困难。问问自己："我的强项是什么？如何充分利用？"你的力量感就在答案之中。

### 5.激情感

在这个世界上，你真正感兴趣的是什么？时间感会告诉你答案：从事富有激情的活动时，你会感觉时间过得飞快。每个人都是不同的，因此，一定要找到真正让自己充满激情的事。这样做，生活就会充满意义。你渴望研究某个话题，或者把时间用于某个爱好。你可以从很多事情中——工作、人际关系、爱好或志愿者服务——找到激情。这样做，会给我们的生活带来什么变化？没错：大量的多巴胺。这就是从事自己充满激情的活动所带来的回报。

### 6.成就感

感到悲伤的时候，最好的做法是：去做某件带来成就感的事情，借此分散自己的注意力。比如清理杂物柜、去上班、洗衣服，即使你不喜欢，也要去做。这种"转移方向"的做法，有助于减少生活中的"负能量"，尤其是"分析-瘫痪"思维、泛化思维和悲观思维。拥有成就感，可以帮助我们采取行动、为生活注入使命感，从而改善大脑化学环境。我们的血清素水平会升高，因为我们有更多积极的东西可以关注。

### 7.愉悦感

快乐、多巴胺和血清素如影相随，好比热乳糖与冰激凌、浆果与希腊酸奶。因此，悲伤的时候，就去做按摩吧！观看最喜欢的电视节目或放声大笑。这些都是可以促进血清素和多巴胺分泌的很好的"正能量"活动，也许就是你需要的东西。不过，要记住：真正快乐和健康的生活，是各种"正能量"保持平衡的生活——因此，不要只沉迷于生活的享乐。

现在，你已经明白"糖脑康复方案"将如何有助于大脑生长、腰围减小。好了，我们现在就进入有趣的部分，出发！

性进食、促进生理饥饿性进食。大脑下丘脑将发挥正常作用，帮助你饥饿时才进食。下丘脑越大，你的感觉就越好，这有助于抑制冲动、增强希望、记住所吃的各种食物，从而延长进餐间隔时间、减少进食量。有了这些"正能量"组合，你的大脑化学环境就会恢复平衡；你会感到生理和情感上的满足，同时，你会开始喜欢甚至是"渴求"那些有益大脑健康的"正能量"食物。

随着方案的实施，7份蔬菜和水果可以确保你从膳食中摄取生产血清素和多巴胺所需的维生素和矿物质。每日摄入富含Ω-3脂肪酸的食物，有助于抑制炎症、保持大脑最佳状态。血清素水平低的人就应多吃富含色氨酸的食物，它们特别有利于大脑化学环境的平衡。此外，感到焦虑或紧张时，你也要多吃这些食物。多巴胺水平低的人，要多吃富含酪氨酸的食物。感觉自己情绪低落、需要提神的时候，就要去吃这些食物。两种神经递质水平均低的人，要交替摄入富含色氨酸和酪氨酸的食物。

血清素和多巴胺"正能量"食物远不只是普通的健康食物。它们还含有多种改善大脑化学环境的健康元素：B族维生素、氨基酸、Ω-3脂肪酸以及具有保护作用的抗氧化剂。例如，三文鱼——尤其是野生三文鱼——不仅是有助于多巴胺分泌的低脂高蛋白食物，还含有多种滋养大脑、促进血清素和多巴胺生产的Ω-3脂肪酸。蓝莓（尤其是有机蓝莓）不但含有健康水平的、促进血清素分泌的天然碳水化合物，其所含的多种抗氧化剂还可以预防神经元受损，从而帮助它们持续分泌血清素和多巴胺。我本人最喜欢的一些促进大脑生长的食谱，请参见附录1。有了这些工具，你就可以将"正能量"食物清单变成你的超市采购清单！

第1周

正常饮食，不减掉任何食物。请记住：先添加，再减少。

至少摄入7份水果和蔬菜。它们可以确保你摄入生产血清素和多巴胺所需的维生素和矿物质，同时维持大脑生长和功能。

每天至少摄入1份富含Ω-3脂肪酸的食物。它可以确保你获得更多的、促进大脑生长的抗炎性脂肪。

本周选择1餐不吃或吃代餐。你可以完全不吃这一餐，也可以用骨头高汤或蔬菜高汤代替这一餐。

做1次空腹运动。要在没吃或吃代餐之后、吃下一餐之前进行空腹运动。

每天做1次"正能量"活动。根据本书第二部分的自我测试结果，我将为你提供一个有助于补充所需神经化学物质的活动清单。如果你需要同时补充血清素和多巴胺，可以交替进行：一天做血清素"正能量"活动，第二天做多巴胺"正能量"活动。


第2周

正常饮食，不减少任何食物。

至少摄入7份水果和蔬菜。它们可以确保你获得生产血清素和多巴胺所需的维生素和矿物质，同时维持大脑生长和功能。

每天至少摄入1份富含Ω-3脂肪酸的食物。它可以确保你摄入更多的、促进大脑生长的抗炎性脂肪。

本周选择两餐不吃或吃代餐。你可以完全不吃这两餐，也可以用骨头高汤或蔬菜高汤代替。一个晚餐及第二天早餐不吃或吃代餐，或者间隔两餐不吃或吃代餐：早餐和晚餐；两个早餐；或者两个晚餐。

至少做1次空腹运动。要在没吃或吃代餐之后、吃下一餐之前进行空腹运动。

每天做2次血清素或多巴胺"正能量"活动。同"正能量"食物一样，如果你同时缺乏血清素和多巴胺，可以每天分别做一次。


第3周

"负能量"食物的每日摄入量不超过3份。每份"负能量"食物的热量不超过300卡路里，因此，从让大脑萎缩的糖（各种形式）和坏脂肪中摄取的总热量不超过900卡路里。

至少摄入7份水果和蔬菜。它们将确保你获得生产血清素和多巴胺所需的维生素和矿物质，同时维持大脑生长和功能。

每天至少摄入1份富含Ω-3脂肪酸的食物。它可以确保你摄入更多的、促进大脑生长的抗炎性脂肪。

本周选择3餐不吃或吃代餐。一个晚餐、第二天早餐再加一个早餐或晚餐不吃或吃代餐。如果这过于困难，可以间隔三餐不吃或吃代餐：三个早餐；三个晚餐；两个早餐和一个晚餐；一个早餐和两个晚餐。

至少做2次空腹运动。要在没吃或吃代餐之后、吃下一餐之前进行空腹运动。

每天做3次血清素或多巴胺"正能量"活动。如果你需要同时补充血清素和多巴胺，可以交替进行：两次血清素"正能量"活动、一次多巴胺"正能量"活动；一次血清素"正能量"活动、两次多巴胺"正能量"活动。

第4周

"负能量"食物的每日摄入量不超过2份。请记住：每份"负能量"食物的热量不超过300卡路里，因此，从让大脑萎缩的糖（各种形式）和坏脂肪中摄取的总热量不超过600卡路里。

至少摄入7份水果和蔬菜。它们将确保你获得生产血清素和多巴胺所需的维生素和矿物质，同时维持大脑生长和功能。

每天至少摄入1份富含Ω-3脂肪酸的食物。它可以确保你摄入更多的、促进大脑生长的抗炎性脂肪。

本周选择4餐不吃或吃代餐。一个晚餐及第二天早餐不吃或吃代餐——重复两次。或者一个晚餐、第二天早餐再加两个间隔的早餐或晚餐不吃或吃代餐。或者间隔四餐不吃或吃代餐：四个早餐；或者早餐和晚餐相结合。

至少做2次空腹运动。要在没吃或吃代餐之后、吃下一餐之前进行空腹运动。

每天做4次血清素或多巴胺"正能量"活动。如果你需要同时补充血清素和多巴胺，可以每天分别做两次。

**保持期**

继续保持第4周的那些做法。

## 写日志记录你的减肥之路

减肥最简单、临床上最有效的一种方法，是坚持写饮食日志。

记下所吃的所有东西，你就会更负责任地吃每餐和零食，这有助于提升警觉性、降低冲动进食的概率。

实施"糖脑康复方案"期间，写日志还有几大益处。首先，除了食物，你还要记录"正能量"活动、轻断食计划和空腹运动情况。此外，你还要记录每天努力恢复大脑化学环境平衡对口头禅和情绪的积极影响。这样做，可以帮助你获得动力，坚持努力让大脑生长，同时放弃所有导致大脑萎缩的糖和坏脂肪。最终的回报，就是你的感受获得改善。而这种积极的反馈又会帮助你的生活继续走上良性循环。你的大脑越生长，你就感觉这些变化越容易。如果你感觉自己的情绪完全失控，那记下自己的活动及其后果可以带给你希望感，因为大多数情绪其实都在你的掌控之中，都基于你每天如何选择照顾自己的健康、身体和生活。写日志可以帮助你远离与糖脑相关的脑雾、冲动和情绪低落。

## 糖脑康复方案：常见问题

**问：我很喜欢吃意大利面，怎么办？**

答：可以把意大利面换成螺旋状的蔬菜卷，也可以选择完全由豆类或鹰嘴豆制成的意大利面。

**问：乳品呢？**

答：可以多喝无糖的坚果奶，它不是"负能量"食物。所有加糖奶（如豆奶、杏仁露）都是"负能量"食物。请记住：有机、放养或牧养的牛奶不是"负能量"食物，包括由这种健康牛奶制成的各种食品：酥油、黄油、奶酪。常规养殖的牛奶及奶制品都是"负能量"食物。

**问：哪些蔬菜和水果是"负能量"食物？**

答：只有两种蔬菜是"负能量"食物：土豆（各种土豆，包括红薯）和玉米（加工玉米片；不过，爆玉米花和玉米棒还可以）。它们会快速释放大量的多巴胺，容易成瘾，因而被归类为"负能量"食物。蔬菜具有很高的饱腹价值，因而可以帮助你获得饱腹感。一定要选择非油炸或未使用大量黄油或植物油烹饪的蔬菜。所有油炸蔬菜都是"负能量"食物。

**问：哪些水果是"正能量"食物？**

答：未经加工的水果都是"正能量"食物。不能是水果干。鲜葡萄很好，葡萄干则是"负能量"食物。必须是纯水果：没有加糖、油脂或糖浆；没有榨汁、储存、脱水或罐装。只要没有添加增甜剂，水果就可以冷藏。可以将带皮水果搅拌成水果奶昔。苹果、梨、李子和桃子的果皮富含纤维素，因而具有很高的饱腹指数。

**问：我必须戒酒吗？**

答：这个为期28天的"糖脑康复方案"，并不是为治疗酒瘾或酗酒问题而设计的方案。如果你喝酒，可以限制每日饮酒量，女性不超过一杯，男性不超过两杯。轻断食期间，不能饮酒。奎宁水、奎宁汁等各种调酒用甜饮料都应算作一份"负能量"食物。如果要喝酒，最好喝葡萄酒、低热量啤酒以及掺有汽水的白酒。你甚至可以把一杯酒变成两份喝：每份半杯葡萄酒，然后加入汽水。

**问：我必须戒掉红肉吗？**

答：不用！你可以选择Ω-3含量高的牛肉切块，作为"犒赏"，可以选择标注为草饲、有机或牧养的牛肉。如果禁不起诱惑，你会经常在观看棒球比赛时吃汉堡或热狗。那就把所吃的汉堡或热狗算作一份"负能量"食物。请记住：虽然草饲牛肉所含的Ω-3高于常规养殖的牛肉，但仍逊色于野生三文鱼等富含Ω-3的超级海产品。草饲牛肉不算作"负能量"食物，但也不能算作每天计划摄入的富含Ω-3的食物。

**问：因为食物过敏、吃素、严格素食、减肥……我在采用特殊的饮食：糖尿病饮食、无麸质饮食、洁食（kosher）？**

答：不用担心。坚持你现有饮食方案的热量限制，你仍然可以实施"糖脑康复方案"。请咨询你的医学专业人士，看看你的"糖脑康复方案"是否有需要特别注意或调整的地方。

**问：沙拉酱呢？**

答：我建议用1勺的特级初榨橄榄油（"地中海生酮饮食"的精华）调配醋（建议选择香脂醋、白醋、红醋、苹果醋或香槟醋）或鲜榨柠檬汁。请记住：超市出售或餐馆使用的沙拉酱，大部分都含有大量的糖和坏脂肪，因而应算作一份导致大脑萎缩的"负能量"食物。

**问：为什么不必精确计算食物热量？**

答：吃蔬菜、水果和含有好脂肪的食物，就更容易听从内在的生理饥饿信号。你不再渴求那些让大脑快感中枢不堪重负、导致过量饮食和大脑萎缩的糖和坏脂肪。因此，你更容易适量饮食。只有"负能量"食物才需要参考热量。

**问：无糖汽水、果汁和人工增甜剂呢？**

答：果汁（即使是全天然果汁）的糖浓度较高，它会像汽水里的糖一样，引起大量的血清素涌入大脑，导致血糖飙升、大脑萎缩、腰围增大。可以喝柠檬汁和酸橙汁，因为它们不会像其他果汁那样引起血糖飙升。低糖蔬菜汁很不错，因为它的糖含量很低。至于无糖汽水，它可能不含热量，但会引起体重增加，经胃肠道影响血清素水平，引发代谢紊乱。血清素水平降低，作为"疗伤"的糖渴求就会升高。此外，作为"糖脑康复方案"组成部分的"地中海生酮饮食"会加速脂肪燃烧，因而需要血糖和胰岛素保持在较低水平。

如果你需要替代品来戒掉无糖汽水或糖，可以选择甜菊糖饮料。甜菊糖是天然的糖，不会扰乱肠道细菌，也不会造成胰岛素水平飙升。

**问：无糖口香糖呢？**

答：不要选择含人工增甜剂的无糖口香糖，要选择含天然木糖醇的口香糖。

问：如果某天我搞砸了，没有吃足够的"正能量"食物或没有进行足够的"正能量"活动，或者"负能量"太多，那怎么办？

答：你已经知道，极化思维是一种"负能量"。这就是说，即使某天你搞砸了，也不意味着你的整个"糖脑康复方案"都给毁掉了。也不要有个人化思维（另一种"负能量"思维），认为一天没做好，就意味着你意志太薄弱或是失败。

你要做的很简单：直接进入第二天。此时你可能会认为，你应该惩罚自己。你可能会认为，"第24日"你本该只摄入2份"负能量"食物，却摄入了4份，那最好的弥补方法就是"第25日"不摄入任何"负能量"食物。

这种循环惩罚，只会让情况变得更糟糕。食物成瘾的一种极端方式，是暴食症（BED）。发生暴饮暴食后，临床最有效的应对方式是：就当没有发生暴饮暴食，下一餐正常进食。这是正确的。即使暴饮暴食者凌晨4点摄入了2000卡路里的热量，早餐继续正常进食其实也是有好处的，不要为了弥补"过错"而不吃早餐和午餐。这个原理同样适用于其他类型的进食者。如果你为了弥补而惩罚自己，你就是在强化"我不好，应该被惩罚"这一口头禅。长期而言，你会走向失败，而不是成功。不管你前一天做了什么，都要坚持每天的计划。如果你连续多日"脱离正轨"，你可以随时从"第一日"重新开始。

问：完成28天的"糖脑康复方案"后，如果我故态复萌，那怎么办？

答：你可能会发现自己不知不觉中又每天吃3份"负能量"食物，第二个月每天增加到4份"负能量"食物。你有1次空腹运动没做，第2周完全没做空腹运动。你意识到，这会让你返回以前的危险状态，需要摄入越来越多的"负能量"食物。

生活出现压力或困难，故态复萌就会变得尤其普遍。要将生活中发生的意外的悲剧、障碍和变化当成机会，更加努力地把"正能量"活动和有益大脑生长的食物纳入自己的生活，从中获得自己真正需要的东西。经历艰难的生活事件，感到悲伤和焦虑是很正常的。这种情况下，我们都渴望感受好起来。唯一的问题是：你是选择不健康的"负能量"食物来"疗伤"，还是采用"正能量"活动和食物来呵护自己的感受？

## 如果你所爱的某个人是食物成瘾者……

请记住：食物成瘾者已经饱受自己和他人的批判、批评等负面回馈。他们需要的，是你的爱和支持。要体现爱和支持，最好的方式是：做健康行为的榜样，用行动表现你的支持。比如购买健康餐食。除非他们主动要求，不要为他们准备"特别"餐食，否则，他们会产生疏离感。烹饪"正能量"餐食，全家人都会从中受益，对大家的健康都有好处。

同所爱的人交谈时，不要用"你"，要改用"我"。不要说"你真的需要减肥。你确定想吃那个东西吗"，要说"我真的担心你的健康。我爱你，想支持你。我能帮什么忙吗"。

不要放任食物成瘾者购买超市里的"负能量"食品。但你也没有责任监管他们、盯着他们所吃的每一口东西。把握好放任与监管之间的度，可以带来支持作用，而这正是你需要坚持的地方。请记住：改变的决定权，最终得来自他们自己。

不要苛责自己。把每次故态复萌当成机会，让你知道自己的生活还有不足之处。第一次复发，你可能会感到更快乐，但没有获得所需的支持。第二次复发，你也许就会想，除了保持生活中现有的健康习惯，为了获得支持，你还要开始接受心理治疗、聘请教练或参加"戒食会"。

## "正能量"餐食示例

还在拼命搞清楚如何把"正能量"食物加入膳食？我们来看一个例子："第4周"一天的典型餐食（"负能量"食物的每日摄入量不超过2份）。在血清素"正能量"餐食示例中，我将选择每餐都吃的那一天。

为了演示你如何调适"地中海生酮饮食"，我们假设血清素"正能量"餐食示例的是某个吃鱼肉、奶制品和鸡蛋（但不吃肉）的人。在多巴胺"正能量"餐食示例中，我将选择早餐吃代餐的那一天。我们假设这个人是"杂食动物"。这两个例子中的餐食计划，都没有包括水——不过，你整天都应该喝水。身体脱水，往往会被误以为是饥饿。

# 血清素"正能量"餐食示例

请记住:色氨酸(氨基酸)会转化为5-羟基色氨酸(5-HTP)并进而转化为血清素,但需要借助叶酸、维生素B_6、维生素C、锌和镁。每天摄入至少7份种类多样的蔬菜和水果以及健康的蛋白质和脂肪,就可确保你获得生产血清素所需的氨基酸、维生素和矿物质。每天确保摄入一份富含Ω−3脂肪酸的食物,就可为大脑生长带来更多的益处。这个餐食计划如下:

·早餐:有机煎蛋卷(色氨酸以及含量高于普通鸡蛋的Ω−3脂肪酸)搭配菠菜(叶酸)、蘑菇(维生素B_6)和番茄(维生素C);1/2杯有机原味酸奶(锌以及含量高于普通奶制品的Ω−3脂肪酸);清咖啡(镁)。

·午餐:冷鲜野生三文鱼(色氨酸以及含量丰富的Ω−3脂肪酸)、小扁豆(叶酸)、鹰嘴豆(锌)、树莓(维生素C)、杏仁(锌)、橄榄油(健康的单不饱和脂肪)和醋汁拌羽衣甘蓝沙拉(镁);1片面包("负能量"食物);无糖冰茶。

·午餐后:低咖啡因清咖啡。

·晚餐:牡蛎(锌);芝麻(镁);烤丹贝(色氨酸);抱子甘蓝(叶酸);香蕉(维生素B_6)、草莓(维生素C)和冰激凌("负能量"食物)作为甜品;1杯红葡萄酒。

水果和蔬菜份数(不少于7份):8份

富含Ω−3食物份数(不少于1份):1份

"负能量"食物份数:2份

# 多巴胺"正能量"餐食示例

请记住：酪氨酸（氨基酸）会转化为左旋多巴并进而转化为多巴胺，但需要借助铁、维生素C和叶酸。每天摄入至少7份种类多样的蔬菜和水果以及健康的蛋白质和脂肪，就可确保你获得生产多巴胺所需的氨基酸、维生素和矿物质。每天确保摄入一份富含 $\Omega-3$ 脂肪酸的食物，就可为大脑生长带来更多的益处。这个餐食计划如下：

· 早餐：放养牛骨汤；清咖啡（加1勺初榨椰子油）。

· 早餐后：清咖啡（加甜菊糖）。

· 午餐：核桃（富含 $\Omega-3$ 脂肪酸）；烤有机鸡肉（酪氨酸以及含量高于普通鸡肉的 $\Omega-3$ 脂肪酸）搭配菠菜（铁）、树莓（维生素C）以及在超市购买的含糖和大豆油的色拉调味汁（"负能量"食物）

· 午餐后：无糖热茶（加柠檬汁）。

· 晚餐：工厂化养殖牛排（ $\Omega-6$ 脂肪酸含量高的"负能量"食物）；橄榄油（健康的单不饱和脂肪）清炒抱子甘蓝（叶酸）、花椰菜（维生素C）和唐莴苣（叶酸）；猕猴桃（维生素C）和草莓（维生素C）作为甜品。

水果和蔬菜份数（不少于7份）：7份

富含 $\Omega-3$ 食物份数（不少于1份）：1份

"负能量"食物份数：2份

## "负能量"食物的可控分量

选择"负能量"食物时，要保证分量可控，不会导致大量化学物质涌入大脑及重新渴求让大脑萎缩的食物。如果某种食物未列入清单或者不确定1份的分量是多少，那就请记住：1份"负能量"食物所含的热量不超过300卡路里。

"负能量"食物含有糖和坏脂肪。作为提醒，我在下面列出了"糖"和"坏脂肪"的清单。

**糖（完整清单，请参见第12章）**

● 糖

● 人工增甜剂

● 面粉

● 果汁

● 谷物

● 玉米粉

**坏脂肪**

● 所有油炸食品

● 所有含坏植物油的食品（不包括橄榄油、初榨椰子油、冷榨或物理压榨的菜籽油、核桃油、鳄梨油、澳洲坚果油和马来西亚棕榈油）

● 所有加工肉制品（包括午餐肉）

● 所有常规饲养/工厂化养殖的动物性食品，包括肉、奶、蛋和奶制品

| 1份"负能量"食物的可控分量 | |
|---|---|
| 2节香肠 | 小袋薯片 |
| 1个松饼 | 工业油脂炒坚果 |
| 2勺枫糖浆或人工调味糖浆 | 水果干 |
| 1个百吉饼 | 水果罐头 |
| 2勺非有机奶油干酪 | 小袋椒盐卷饼 |
| 1个炸面包圈 | 1/2小份电影院售卖的爆米花 |
| 1块咖啡味蛋糕 | 1/2小份辣味烤玉米片 |
| 家常炸薯条 | 1/2大袋椒盐卷饼 |
| 1个羊角面包 | 拉面 |
| 1小杯松糕 | 1/3盒芝士通心粉 |
| 1块饼干 | 8盎司奶昔 |
| 1块腊肠比萨饼 | 1块奶酪蛋糕 |
| 6盎司[1]风味酸奶或含人工增甜剂的酸奶 | 1块蛋糕 |
| | 1杯冻酸奶 |
| 1块炸鸡 | 1杯冰激凌 |
| 3块炸鸡柳 | 12液盎司[2]苏打水 |
| 4盎司工厂化养殖肉 | 12液盎司无糖汽水 |
| 小份菜丝沙拉 | 12液盎司奎宁水 |
| 小份炸薯条 | 1小杯加糖加冰咖啡 |
| 1份土豆泥 | 12液盎司果汁 |
| 1个烤土豆 | 2小片曲奇饼 |
| 1个热狗 | 小块糖棒 |
| 2勺果冻或果酱 | 小块牛奶巧克力棒 |
| 2盎司意大利面 | 6块甘草糖 |
| 2个工厂化养殖肉丸 | 2勺含糖或大豆油的沙拉酱 |
| 小份奶酪汉堡 | 2勺含大豆油或非物理压榨菜籽油的蛋黄酱 |
| 大豆油蛋黄酱拌金枪鱼或鸡肉沙拉 | |
| 2片白面包 | 2勺塔塔酱 |
| 大份卷饼 | 2勺人造黄油 |
| 12块苏打饼干或薄脆饼干 | 2勺蔗糖 |

1　1盎司≈28.35克。——译者注

2　1液盎司（美）≈29.57毫升。——译者注

**替换食物**

"糖脑康复方案"最好的一个方面是：关注增加食物而不关注减少食物。

你总会有自己喜欢的某些食物。不过，只需稍加调整，你就能更健康、更持续地获得想吃的食物。随着康复方案的实施，你甚至会更喜欢吃"正能量"食物而不喜欢吃"负能量"食物！这一点，我是从自己的亲身经历中知道的。不过，不要只是相信我的话，你要自己去体验。

| "负能量"食物 | 替换的"正能量"食物 |
| --- | --- |
| 咖啡，加糖 | 咖啡，加1勺初榨椰子油、有机奶油或甜菊糖 |
| 橙汁 | 橙子 |
| 苹果汁 | 苹果 |
| 培根 | 烤有机牛肉片 |
| 果酱酸奶 | 有机原味酸奶加冰冻蓝莓 |
| 白面包 | 花椰菜泥 |
| 工厂化养殖奶油干酪 | 有机奶油干酪 |
| 玉米片或膨化米粉 | 葡萄柚 |
| 蔓越莓果汁鸡尾酒 | 气泡水 |
| 无糖汽水 | 甜菊糖0卡维他命水 |
| 汽水 | 无糖咖啡或茶 |
| 奎宁水 | 苏打水 |
| 凯撒调味汁 | 家常沙拉调味汁 |
| 牧场调味汁 | 香脂醋 |
| 千岛沙拉酱 | 柠檬汁和胡椒粉 |

| "负能量"食物 | 替换的"正能量"食物 |
|---|---|
| 油炸面包丁 | 红柿子椒片 |
| 脱脂牛奶 | 有机半脱脂牛奶 |
| 奶酪汉堡 | 牛排（放养牛） |
| 炸薯条 | 苹果片 |
| 蛋卷 | 烤有机鸡肉串 |
| 辣金枪鱼饭卷 | 金枪鱼寿司配毛豆 |
| 白米饭 | 蒸蔬菜 |
| 6英寸冷切潜艇三明治配白面包、奶酪和蛋黄酱 | 烤鸡胸肉配绿叶菜、醋和橄榄油 |
| 玉米片配莎莎辣酱 | 芹菜配莎莎辣酱 |
| 墨西哥烤牛肉卷饼 | 烤虾生菜卷 |
| 炸鸡 | 烤鱼 |
| 乳酪 | 鹰嘴豆泥 |
| 奶油汤 | 骨头高汤 |
| 面条 | 蔬菜 |
| 辣酱非有机牛肉 | 辣酱有机牛肉、火鸡肉或蔬菜 |
| 土豆片 | 小番茄 |
| 非有机切达干酪 | 有机切达干酪 |
| 精制意大利面 | 花椰菜饭 |
| 大豆油蛋黄酱 | 橄榄油蛋黄酱 |
| 花生酱薄脆饼干 | 鹰嘴豆泥胡萝卜 |
| 苹果派 | 冷藏香蕉 |
| 巧克力奶昔 | 巧克力巴西莓豌豆蛋白奶昔 |
| 水果馅饼 | 水果 |
| 草莓糖浆酸奶 | 原味酸奶配全草莓和甜菊糖 |
| 油炸食物 | 烧、烤、炒、蒸食物 |

| "负能量"食物 | 替换的"正能量"食物 |
|---|---|
| 大豆油、玉米油、花生油 | 多用橄榄油、少量初榨椰子油 |

### 迈向成功

做好准备后就做出承诺，可以确保改变出自最重要的地方：你自己。成功的最佳预测因素是改变的意愿。真正愿意做出改变，你渴望的健康和快乐就会随之而来。你现在可以任意使用的这些工具，将帮助你选择有益于保持大脑健康的食物。

公开制定目标，比私下制定目标更容易坚持。因此，现在就不要只是在自己心里做出决定——这些决定不容易坚持。要公开自己的康复征程。要告诉你的爱人、朋友、支持者、教练或医学专业人士，请他们见证你签署下面这个合同。通过这个合同，你将向最重要的那个人——你自己——做出有约束力的承诺。这个简单的方法，可以让你在康复征程上对自己负责并获得所需的支持。

你的"糖脑康复"合同如下：

我已查明自己的"负能量"口头禅是：

我想拥有的新口头禅是：

新口头禅的最大好处是：

我对自己的改变意愿的评分（0-10分，0分表示毫无意愿，10分表示愿意全力以赴）是：

我（你的姓名）_____承诺实施为期28天的"糖脑康复方案"。我愿意摄入有助于大脑生长和腰围减小的食物并增加有助于改变口头禅的"正能量"活动。开启这个征程，意味着自我价值的肯定。我愿意通过行为和选择证明自我价值。

签名（你）：　　　　　　日期：

_____　　_____

（见证人：朋友、配偶、医学专业人士或支持者）

**你可以使用下面的篇幅写糖脑康复日志：**

起始腰围：_____

起始体重：_____（最好是包括体脂率的起始体重）

第1周，选择1餐不吃或吃代餐。如果是吃代餐，就记下：本餐喝骨头高汤或蔬菜高汤。如果不吃，就记下：本餐轻断食。除了惯常的运动，还要做1次空腹运动——没吃或吃代餐后马上做空腹运动。

### 第1日（第1周）

早餐：_____

午餐：_____

晚餐：_____

"正能量"活动：_____

水果和蔬菜份数（不少于7份）：_____

Ω-3超级食物份数（不少于1份）：_____

## 第2日（第1周）

早餐：_____

午餐：_____

晚餐：_____

"正能量"活动：_____

水果和蔬菜份数（不少于7份）：_____

Ω-3超级食物份数（不少于1份）：_____

## 第3日（第1周）

早餐：_____

午餐：_____

晚餐：_____

"正能量"活动：_____

水果和蔬菜份数（不少于7份）：_____

Ω-3超级食物份数（不少于1份）：_____

## 第4日（第1周）

早餐：_____

午餐：_____

晚餐：_____

"正能量"活动：_____

水果和蔬菜份数（不少于7份）：_____

Ω-3超级食物份数（不少于1份）：＿＿＿＿＿＿＿＿＿＿

## 第5日（第1周）

早餐：＿＿＿＿＿＿＿＿＿＿＿＿＿＿＿＿＿

午餐：＿＿＿＿＿＿＿＿＿＿＿＿＿＿＿＿＿

晚餐：＿＿＿＿＿＿＿＿＿＿＿＿＿＿＿＿＿

"正能量"活动：＿＿＿＿＿＿＿＿＿＿＿＿＿

水果和蔬菜份数（不少于7份）：＿＿＿＿＿＿

Ω-3超级食物份数（不少于1份）：＿＿＿＿＿＿

## 第6日（第1周）

早餐：＿＿＿＿＿＿＿＿＿＿＿＿＿＿＿＿＿

午餐：＿＿＿＿＿＿＿＿＿＿＿＿＿＿＿＿＿

晚餐：＿＿＿＿＿＿＿＿＿＿＿＿＿＿＿＿＿

"正能量"活动：＿＿＿＿＿＿＿＿＿＿＿＿＿

水果和蔬菜份数（不少于7份）：＿＿＿＿＿＿

Ω-3超级食物份数（不少于1份）：＿＿＿＿＿＿

## 第7日（第1周）

早餐：＿＿＿＿＿＿＿＿＿＿＿＿＿＿＿＿＿

午餐：＿＿＿＿＿＿＿＿＿＿＿＿＿＿＿＿＿

晚餐：＿＿＿＿＿＿＿＿＿＿＿＿＿＿＿＿＿

"正能量"活动：＿＿＿＿＿＿＿＿＿＿＿＿＿

水果和蔬菜份数（不少于7份）：＿＿＿＿＿

Ω−3超级食物份数（不少于1份）：_____

我的腰围：_____

我的体重（或体重及体脂率）：_____

我本周对自己的了解：

_____

_____

_____

我认为生活中需要增加的东西是：

_____

_____

_____

我本周最自豪的事情是：

_____

_____

_____

我注意到七种"负能量"思维模式（个人化、泛化、"分析−瘫痪"、悲观、极化、"想象""永远化"）：

增强_____ 减弱_____ 保持不变_____

我注意到七种"正能量"品质（使命感、安宁感、自豪感、力量感、激情感、成就感、愉悦感）：

增强_____ 减弱_____ 保持不变_____

我的总体感受：

_____

_____

_____

_____


　　第2周，选择2餐不吃或吃代餐。你可以选一个晚餐及第二天早餐不吃或吃代餐，也可以间隔两餐不吃或吃代餐：一个早餐及一个晚餐；两个早餐；或者两个晚餐。如果是吃代餐，就记下：本餐喝骨头高汤或蔬菜高汤。如果不吃，就记下：本餐轻断食。除了惯常的运动，还要至少做1次空腹运动——没吃或吃代餐后马上做空腹运动。每天的"正能量"活动增加至2次。


### 第8日（第2周）

早餐：_____

午餐：_____

晚餐：_____

"正能量"活动：_____

水果和蔬菜份数（不少于7份）：_____

Ω-3超级食物份数（不少于1份）：_____

### 第9日（第2周）

早餐：_____

午餐：_____

晚餐：_____

"正能量"活动：_____

水果和蔬菜份数（不少于7份）：_____

Ω-3超级食物份数（不少于1份）：_____

## 第 10 日（第 2 周）

早餐：＿＿＿＿＿＿＿＿＿＿＿＿＿＿＿＿＿＿＿＿＿

午餐：＿＿＿＿＿＿＿＿＿＿＿＿＿＿＿＿＿＿＿＿＿

晚餐：＿＿＿＿＿＿＿＿＿＿＿＿＿＿＿＿＿＿＿＿＿

"正能量"活动：＿＿＿＿＿＿＿＿＿＿＿＿＿＿＿

水果和蔬菜份数（不少于7份）：＿＿＿＿＿＿＿

$\Omega$-3超级食物份数（不少于1份）：＿＿＿＿＿

## 第 11 日（第 2 周）

早餐：＿＿＿＿＿＿＿＿＿＿＿＿＿＿＿＿＿＿＿＿＿

午餐：＿＿＿＿＿＿＿＿＿＿＿＿＿＿＿＿＿＿＿＿＿

晚餐：＿＿＿＿＿＿＿＿＿＿＿＿＿＿＿＿＿＿＿＿＿

"正能量"活动：＿＿＿＿＿＿＿＿＿＿＿＿＿＿＿

水果和蔬菜份数（不少于7份）：＿＿＿＿＿＿＿

$\Omega$-3超级食物份数（不少于1份）：＿＿＿＿＿

## 第 12 日（第 2 周）

早餐：＿＿＿＿＿＿＿＿＿＿＿＿＿＿＿＿＿＿＿＿＿

午餐：＿＿＿＿＿＿＿＿＿＿＿＿＿＿＿＿＿＿＿＿＿

晚餐：＿＿＿＿＿＿＿＿＿＿＿＿＿＿＿＿＿＿＿＿＿

"正能量"活动：＿＿＿＿＿＿＿＿＿＿＿＿＿＿＿

水果和蔬菜份数（不少于7份）：＿＿＿＿＿＿＿

$\Omega$-3超级食物份数（不少于1份）：＿＿＿＿＿

## 第 13 日（第 2 周）

早餐：_____

午餐：_____

晚餐：_____

"正能量"活动：_____

水果和蔬菜份数（不少于 7 份）：_____

$\Omega-3$ 超级食物份数（不少于 1 份）：_____

## 第 14 日（第 2 周）

早餐：_____

午餐：_____

晚餐：_____

"正能量"活动：_____

水果和蔬菜份数（不少于 7 份）：_____

$\Omega-3$ 超级食物份数（不少于 1 份）：_____

我的腰围：_____

我的体重（或体重及体脂率）：_____

我本周对自己的了解：

_____

_____

_____

我认为生活中需要增加的东西是：

_____

_____

_____

我本周最自豪的事情是：

_____

_____

_____

我注意到七种"负能量"思维模式（个人化、泛化、"分析－瘫痪"、悲观、极化、"想象""永远化"）：

增强_____　　减弱_____　　保持不变_____

我注意到七种"正能量"品质（使命感、安宁感、自豪感、力量感、激情感、成就感、愉悦感）：

增强_____　　减弱_____　　保持不变_____

我的总体感受：

_____

_____

_____

_____


　　第3周，选3餐不吃或吃代餐。可以选一个晚餐、第二天早餐外加一个早餐或晚餐不吃或吃代餐。如果觉得太困难，也可以间隔三餐不吃或吃代餐：三个早餐；三个晚餐；两个早餐及一个晚餐；或者一个早餐及两个晚餐。如果是吃代餐，就记下：本餐喝骨头高汤或蔬菜高汤。如果不吃，就记下：本餐轻断食。除了惯常的运动，还要至少做2次空腹运动——没吃或吃代餐后马上做空腹运动。每天的"正能量"活动增加至3次。

## 第 15 日（第 3 周）

早餐：_____

午餐：_____

晚餐：_____

"正能量"活动：_____

水果和蔬菜份数（不少于7份）：_____

$\Omega$-3超级食物份数（不少于1份）：_____

"负能量"食物份数（不超过3份）：_____

## 第 16 日（第 3 周）

早餐：_____

午餐：_____

晚餐：_____

"正能量"活动：_____

水果和蔬菜份数（不少于7份）：_____

$\Omega$-3超级食物份数（不少于1份）：_____

"负能量"食物份数（不超过3份）：_____

## 第 17 日（第 3 周）

早餐：_____

午餐：_____

晚餐: _____

"正能量"活动: _____

水果和蔬菜份数（不少于7份）: _____

Ω-3超级食物份数（不少于1份）: _____

"负能量"食物份数（不超过3份）: _____

## 第 18 日（第 3 周）

早餐: _____

午餐: _____

晚餐: _____

"正能量"活动: _____

水果和蔬菜份数（不少于7份）: _____

Ω-3超级食物份数（不少于1份）: _____

"负能量"食物份数（不超过3份）: _____

## 第 19 日（第 3 周）

早餐: _____

午餐: _____

晚餐: _____

"正能量"活动: _____

水果和蔬菜份数（不少于7份）: _____

Ω-3超级食物份数（不少于1份）: _____

"负能量"食物份数（不超过3份）: _____

## 第 20 日（第 3 周）

早餐：_____

午餐：_____

晚餐：_____

"正能量"活动：_____

水果和蔬菜份数（不少于7份）：_____

$\Omega-3$超级食物份数（不少于1份）：_____

"负能量"食物份数（不超过3份）：_____

## 第 21 日（第 3 周）

早餐：_____

午餐：_____

晚餐：_____

"正能量"活动：_____

水果和蔬菜份数（不少于7份）：_____

$\Omega-3$超级食物份数（不少于1份）：_____

"负能量"食物份数（不超过3份）：_____


我的腰围：_____

我的体重（或体重及体脂率）：_____

我本周对自己的了解：

_____

_____

_____

我认为生活中需要增加的东西是：

_____

_____

_____

我本周最自豪的事情是：

_____

_____

_____

我注意到七种"负能量"思维模式（个人化、泛化、"分析－瘫痪"、悲观、极化、"想象""永远化"）：

增强_____ 减弱_____ 保持不变_____

我注意到七种"正能量"品质（使命感、安宁感、自豪感、力量感、激情感、成就感、愉悦感）：

增强_____ 减弱_____ 保持不变_____

我的总体感受：

_____

_____

_____

_____

第4周，选4餐不吃或吃代餐。本周可以选一个晚餐及第二天早餐不吃或吃代餐并重复两次。也可以拿一个晚餐、第二天早餐外加两个间隔的早餐或晚餐不吃或吃代餐。还可以间隔四餐不吃或吃代餐：四个早餐；四个晚餐；或者早餐或晚餐组合。如果是吃代餐，就记下：本餐喝骨头高汤或蔬菜高汤。如果不吃，就记下：本餐轻断食。除了惯常的运动，还要至少做2次空腹运动——没吃或吃代餐后马上做空腹运动。每天的"正能量"活动增加至4次。

## 第 22 日（第 4 周）

早餐：_____

午餐：_____

晚餐：_____

"正能量"活动：_____

水果和蔬菜份数（不少于7份）：_____

Ω−3超级食物份数（不少于1份）：_____

"负能量"食物份数（不超过3份）：_____

## 第 23 日（第 4 周）

早餐：_____

午餐：_____

晚餐：_____

"正能量"活动：_____

水果和蔬菜份数（不少于7份）：_____

Ω−3超级食物份数（不少于1份）：_____

"负能量"食物份数（不超过3份）：_____

## 第 24 日（第 4 周）

早餐：＿＿＿＿＿＿＿＿＿＿＿＿＿＿＿＿＿＿＿＿＿

午餐：＿＿＿＿＿＿＿＿＿＿＿＿＿＿＿＿＿＿＿＿＿

晚餐：＿＿＿＿＿＿＿＿＿＿＿＿＿＿＿＿＿＿＿＿＿

"正能量"活动：＿＿＿＿＿＿＿＿＿＿＿＿＿＿＿＿

水果和蔬菜份数（不少于7份）：＿＿＿＿＿＿＿＿

$\Omega-3$ 超级食物份数（不少于1份）：＿＿＿＿＿＿

"负能量"食物份数（不超过3份）：＿＿＿＿＿＿

## 第 25 日（第 4 周）

早餐：＿＿＿＿＿＿＿＿＿＿＿＿＿＿＿＿＿＿＿＿＿

午餐：＿＿＿＿＿＿＿＿＿＿＿＿＿＿＿＿＿＿＿＿＿

晚餐：＿＿＿＿＿＿＿＿＿＿＿＿＿＿＿＿＿＿＿＿＿

"正能量"活动：＿＿＿＿＿＿＿＿＿＿＿＿＿＿＿＿

水果和蔬菜份数（不少于7份）：＿＿＿＿＿＿＿＿

$\Omega-3$ 超级食物份数（不少于1份）：＿＿＿＿＿＿

"负能量"食物份数（不超过3份）：＿＿＿＿＿＿

## 第 26 日（第 4 周）

早餐：＿＿＿＿＿＿＿＿＿＿＿＿＿＿＿＿＿＿＿＿＿

午餐：＿＿＿＿＿＿＿＿＿＿＿＿＿＿＿＿＿＿＿＿＿

晚餐：＿＿＿＿＿＿＿＿＿＿＿＿＿＿＿＿＿＿＿＿＿

"正能量"活动：＿＿＿＿＿＿＿＿＿＿＿＿＿＿＿＿

水果和蔬菜份数（不少于7份）：＿＿＿＿＿＿＿＿

Ω–3超级食物份数（不少于1份）：＿＿＿＿＿＿＿＿＿＿＿

"负能量"食物份数（不超过3份）：＿＿＿＿＿＿＿＿＿＿

## 第27日（第4周）

早餐：＿＿＿＿＿＿＿＿＿＿＿＿＿＿＿＿＿＿＿＿＿＿＿＿＿

午餐：＿＿＿＿＿＿＿＿＿＿＿＿＿＿＿＿＿＿＿＿＿＿＿＿＿

晚餐：＿＿＿＿＿＿＿＿＿＿＿＿＿＿＿＿＿＿＿＿＿＿＿＿＿

"正能量"活动：＿＿＿＿＿＿＿＿＿＿＿＿＿＿＿＿＿＿＿＿

水果和蔬菜份数（不少于7份）：＿＿＿＿＿＿＿＿＿＿＿＿

Ω–3超级食物份数（不少于1份）：＿＿＿＿＿＿＿＿＿＿＿

"负能量"食物份数（不超过3份）：＿＿＿＿＿＿＿＿＿＿

## 第28日（第4周）

早餐：＿＿＿＿＿＿＿＿＿＿＿＿＿＿＿＿＿＿＿＿＿＿＿＿＿

午餐：＿＿＿＿＿＿＿＿＿＿＿＿＿＿＿＿＿＿＿＿＿＿＿＿＿

晚餐：＿＿＿＿＿＿＿＿＿＿＿＿＿＿＿＿＿＿＿＿＿＿＿＿＿

"正能量"活动：＿＿＿＿＿＿＿＿＿＿＿＿＿＿＿＿＿＿＿＿

水果和蔬菜份数（不少于7份）：＿＿＿＿＿＿＿＿＿＿＿＿

Ω–3超级食物份数（不少于1份）：＿＿＿＿＿＿＿＿＿＿＿

"负能量"食物份数（不超过3份）：＿＿＿＿＿＿＿＿＿＿

我的腰围：＿＿＿＿＿＿

我的体重（或体重及体脂率）：＿＿＿＿＿＿

我本周对自己的了解：

＿＿＿＿＿＿＿＿＿＿＿＿＿＿＿＿＿＿＿＿＿＿

＿＿＿＿＿＿＿＿＿＿＿＿＿＿＿＿＿＿＿＿＿＿

＿＿＿＿＿＿＿＿＿＿＿＿＿＿＿＿＿＿＿＿＿＿

我认为生活中需要增加的东西是：

＿＿＿＿＿＿＿＿＿＿＿＿＿＿＿＿＿＿＿＿＿＿

＿＿＿＿＿＿＿＿＿＿＿＿＿＿＿＿＿＿＿＿＿＿

＿＿＿＿＿＿＿＿＿＿＿＿＿＿＿＿＿＿＿＿＿＿

我本周最自豪的事情是：

＿＿＿＿＿＿＿＿＿＿＿＿＿＿＿＿＿＿＿＿＿＿

＿＿＿＿＿＿＿＿＿＿＿＿＿＿＿＿＿＿＿＿＿＿

＿＿＿＿＿＿＿＿＿＿＿＿＿＿＿＿＿＿＿＿＿＿

我本月对自己的了解是：

＿＿＿＿＿＿＿＿＿＿＿＿＿＿＿＿＿＿＿＿＿＿

＿＿＿＿＿＿＿＿＿＿＿＿＿＿＿＿＿＿＿＿＿＿

＿＿＿＿＿＿＿＿＿＿＿＿＿＿＿＿＿＿＿＿＿＿

我本月最自豪的事情是：

＿＿＿＿＿＿＿＿＿＿＿＿＿＿＿＿＿＿＿＿＿＿

＿＿＿＿＿＿＿＿＿＿＿＿＿＿＿＿＿＿＿＿＿＿

＿＿＿＿＿＿＿＿＿＿＿＿＿＿＿＿＿＿＿＿＿＿

我注意到七种"负能量"思维模式（个人化、泛化、"分析－瘫痪"、悲观、极化、"想象""永远化"）：

增强＿＿＿＿＿＿　减弱＿＿＿＿＿＿　保持不变＿＿＿＿＿＿

我注意到七种"正能量"品质（使命感、安宁感、自豪感、力量感、激情感、成就感、愉悦感）：

增强_____    减弱_____    保持不变_____

我的总体感受：

_____

_____

_____

## 祝贺你！

请为自己感到自豪吧！你已经完成了为期28天的"糖脑康复方案"。你已经减少或杜绝摄入糖和坏脂肪，同时增加了促进大脑生长的营养食物、轻断食和空腹运动。你正在采用有益大脑健康、减掉腹部脂肪的"地中海生酮饮食"。你可能已经清楚，我对你的期望，是终生遵循你在此学到的生活准则。现在，通过亲身体验，你已经知道，每天的生活和餐盘"装满"有益大脑生长和功能的食物和活动，会带来多么美妙的感受。我希望你明白，这不是乏味无聊的生活方式，因为美好的感受会成为"正能量"增强器，帮助你终生保持良性循环。

我对你的最终期望，是拥有很多"正能量"的人际关系、体验和活动，让食物回归其本位：帮助你享有富足而充满使命感的生活的美味"燃料"。随着你的腰围持续减小、大脑持续生长，你创造的变化将给予你更大的回报。

最后，我来分享一个成功故事，送你踏上征程。

# 糖脑康复：麦露迪的故事

实施"糖脑康复方案"之前，麦露迪的医生给她敲响了警钟。医生说，麦露迪的体重接近190磅，这让她感到震惊和难过。同很多人一样，年龄和体重总会悄然增长。突然有一天，你站上体重秤，就会喃喃自语："怎么会这样？"麦露迪潜意识里依然认为自己是年轻时的那个"骨感美女"。

对麦露迪而言，最大的挑战也许是她从不节食或运动。不过，有了医生的警钟，她显然应该做出改变了。含有大量糖和坏脂肪的食物正在让她的大脑萎缩，体重秤上的数字也显示出她的生活方式带来的后果。听说我的"28天康复方案"后，她就孤注一掷地加入了。

我的家人原本就在采用热量计数减肥方案并经常适度运动，但麦露迪不同，她必须改变饮食方式，并且要适度运动。她能战胜困难吗？她的努力会获得成功吗？

没错！事实上，麦露迪发生了180°的转变，彻底摆脱了以前的生活方式。

实施"糖脑康复方案"之前

日期：2018年6月18日

体重：189磅

体脂：92.6磅（49%）

肌肉量：96.3磅（51%）

完成为期28天的"糖脑康复方案"及一个月的保持期之后

日期：2018年8月17日

体重：175.6磅

体脂：82.1磅（46.8%）

肌肉量：93.5磅（53.2%）


总减重量：13.4磅

体脂总减重量：10.5磅


近期：2019年2月14日

体重：169.4磅

至今总减重量：19.6磅


要点：麦露迪在医生办公室接到警示后，才开始关注"糖脑康复方案"。也许，你也是麦露迪这样的人。你从来不关心饮食、断食和运动，你非常害怕"糖脑康复方案"对你不起作用。不过，只要开始去做，你就可以改变自己的大脑、身体和生活，就和麦露迪一样。

我对麦露迪做了回访，看看她最近情况如何、生活有何变化。她是这样告诉我的：


· 我不再喝汽水。

· 咖啡伴侣很难戒掉。现在，我喝咖啡只加半包甜菊糖，或者喝清咖啡。

· 实施"糖脑康复方案"之前，我和我丈夫晚餐后会吃冰激凌，每周四五次。现在，我们不再这样了。

· 实施康复方案期间，我完全戒掉了快餐。现在，我只偶尔吃快餐，可能每个月一两次。

· 我吃很多"正能量"食物，比如鳄梨和苹果。

· 现在，我会大量饮水。我随身都带着水壶。

· 现在，我经常轻断食。我的断食期变得更长。我会断食20小时并做空腹运动，至少每周一次。

· 我坚持运动！我认为，我能够开始严格的运动计划，是因为体重减轻和有了全新的生活方式。我从一个从来不运动的人，变成了一个经常健身的人。由于臀部和背部有问题，我得调整一些地面练习。很难，但我在坚持做。

# 糖脑康复食谱

我的好友利安娜·沃纳-格雷著有《地球饮食》《10分钟食谱》《防癌饮食》等书。她为本书奉献的这些食谱都不含糖和坏脂肪，将为你28天的征程提供助力。使用的糖只有蓝莓、大枣、甜菊糖和罗汉果。

2009年，为了远离加工垃圾食品（含有大量的麸质、乳品、大豆油和精制糖）、保持更自然的生活方式，利安娜开通了《地球饮食》博客。当时，年仅21岁的她正面临着健康每况愈下的问题。于是，她决定改变自己的饮食，她找到了一种既可以享受各种喜欢的食物，同时又更健康、更自然的饮食方式。我们希望你也能找到。

祝你有个好胃口！

## 汤品

### 骨头高汤的基本做法

做骨头高汤很简单：将草饲动物的骨头放入煮锅或炖锅，加水和苹果醋。苹果醋可以析出骨头里的矿物质，这个过程至少需要一个小时。要获得最多的矿物质，建议延长炖制时间，最好是8个小时。

如果赶时间，可以在水中加入骨汤粉，缩短炖制时间。

如果骨汤对你没什么吸引力，那就不要强迫自己喜欢它。有些人会产生共鸣，而有些人不会。要相信自己的身体；如果你对骨汤感到好奇或兴奋，那这就是强烈的信号：它适合你的身体。做骨头高汤的步骤是：

● 将骨头放入煮锅或炖锅。加入纯净水，完全没过骨头。
● 加入苹果醋。
● 加入蔬菜，烧开后调小火。骨汤炖好后，撇去浮沫。

炖制过程可以析出骨头中的胶原蛋白，形成营养极为丰富的浓汤，具有抗炎作用，有助于治疗肠漏症、清除脑雾。

---

### 迷迭香牛骨高汤

总耗时：准备 30 分钟，炖制 24 小时

份数：9 杯

食材：

有机草饲生牛骨 2.5 磅

苹果醋 3 勺

迷迭香 6 小枝

海盐 1 茶匙

姜黄粉 1 茶匙

黑胡椒 1/2 茶匙

生姜 1 块，1/2 英寸（去皮、切碎）

中号洋葱 1 个（去皮，切成 4 块）

芹菜梗 2 根（切成 3 段）

大蒜 2 瓣（捣碎）

干牛至或牛至精油 1 勺

纯净水 20 杯

做法：

将所有食材放入炖锅烧开。烧至沸腾后调小火，盖上锅盖，煨炖 24 小时。

每隔几小时查看炖汤、搅拌。

用叉子拨弄牛骨，骨头破开、碎裂，即完成炖制。炖好后，用漏勺滤去骨渣，只留骨汤。

提示：

● 也可将食材放入电炖锅，炖制 8~12 小时。

● 有些人喜欢先烤牛骨再炖制，以获得烟熏味。

● 骨汤放入冰箱会凝固，这是好现象，说明骨髓中的营养物质已被析出。加热后即可变成汤状。

● 放入冰箱可保存 6 天，放入冷冻室或冰柜可保存 4 个月。骨汤冷冻后会膨胀，因此容器或罐子要留出多余空间。

**鸡骨高汤**

总耗时：准备 30 分钟，炖制 24 小时

份数：9 杯

食材：

鸡骨架 2 个（约 2.5 磅鸡骨）

苹果醋 2 勺

海盐 1 茶匙

姜黄粉 1 茶匙

黑胡椒 1/2 茶匙

生姜 1 块，1/2 英寸（去皮、切碎）

中号洋葱 1 个（去皮、切成 4 块）

西蓝花 1/2 个（切成大块）

芹菜梗 2 根（切成 3 段）

胡萝卜 2 个（去皮、切成两块）

大蒜 2 瓣（捣碎）

香叶 1 片

迷迭香 2 小枝

干牛至 1 勺

纯净水 20 杯

做法：

将所有食材放入炖锅烧开。烧至沸腾后调小火，盖上锅盖，煨炖 24 小时。

每隔几小时查看炖汤、搅拌。

用叉子拨弄鸡骨，骨头破开、碎裂，即完成炖制。炖好后，

用漏勺滤去骨渣，只留骨汤。

提示：

● 也可将食材放入电炖锅，炖制 8~12 小时。

● 有些人喜欢先烤鸡骨再炖制，以获得烟熏味。也可以购买两个有机烤鸡骨，不用自己烤制。

● 骨汤放入冰箱会凝固，这是好现象，说明骨髓中的营养物质已被析出。加热后即可变成汤状。

● 放入冰箱可保存 6 天，放入冷冻室或冰柜可保存 4 个月。骨汤冷冻后会膨胀，因此容器或罐子要留出多余空间。

---

## 蔬菜高汤

总耗时：10 分钟

份数：4 人份

食材：

纯净水 4 杯

洋葱粉 1 勺

大蒜粉 1 勺

芹菜粉 1 勺

芫荽粉 1 勺

鲜欧芹 1 勺

鲜百里香 1 勺

香叶 2 片

海盐 1 茶匙

黑胡椒 1/4 茶匙

做法：

将所有食材放入锅中，大火烧开。煮 8 分钟。

将煮好的蔬菜高汤倒入密封罐或容器，置于冰箱或冰柜。与骨头高汤不同，蔬菜高汤放入冰箱只能保存 14 天。

---

## 蔬菜汤

总耗时：10 分钟

份数：4 人份

食材：

纯净水 5 杯

干百里香 1/2 茶匙或鲜百里香 1 勺

干欧芹 1/2 茶匙或鲜欧芹 1 勺

干牛至 1/2 茶匙

孜然粉 1/2 茶匙

海盐 1 茶匙

黑胡椒 1/4 茶匙

花椰菜 1/2 个

西蓝花 1/2 个

胡萝卜 1 个

芹菜梗 2 根

辣椒粉少许（选用）

做法：

将水和香料放入锅中，大火烧开。同时将蔬菜切碎。

将蔬菜碎末放入锅中、搅拌，继续煮 7 分钟。将煮好的蔬菜汤倒入碗中，加入少许辣椒粉（不喜欢可不加），以获得某种刺激感。

---

**增强免疫汤**

总耗时：10 分钟

份数：2 人份

食材：

特级初榨橄榄油 1 勺

黄皮洋葱 1 小个

鲜罗勒叶 8 片或干罗勒 1 茶匙

鲜百里香 1 勺或干百里香 1 茶匙

鲜欧芹 1 勺或干欧芹 1 茶匙

鲜芜荽 1 勺或干芜荽 1 茶匙

鲜鼠尾草叶 3 片或干鼠尾草 1 茶匙

孜然粉 1 茶匙

姜黄粉 1 茶匙

海盐 1 茶匙

黑胡椒粉 1/2 茶匙

辣椒少量或 2 个

蒜末 1 勺

中号番茄 3 个

纯净水 2 杯

做法：

锅中放入橄榄油，开中火。洋葱切碎，放入锅中。炒 2 分钟至洋葱开始变软。备好香草和香料。

洋葱变软后，放入香草、香料和蒜末，搅拌均匀。

番茄挤汁，放入锅中。番茄皮渣切碎，放入锅中。

加水，煮 7 分钟。

加入海盐和胡椒粉调味（不喜欢可不加）。也可撒上花椰菜以及罗勒叶、欧芹、芫荽等鲜香草。

---

## 能量汤

总耗时：10 分钟

份数：2 人份

食材：

椰子水或益生菌发酵饮品（红茶或绿茶菌）1/2 杯

红藻片 1 茶匙

苹果 1 个或 2 个（切细）

小菠菜叶 1 杯

青葱 1 根

西蓝花芽、葵花芽或苜蓿芽 1/4~1/2 杯

鳄梨 1 个

做法：

将所有食材放入大功率料理机，搅拌至糊状。

盛出，撒上芫荽等鲜香草。

提示：

● 做这道汤品，要使用可调节转速的大功率料理机，比如维他密斯料理机。

● 根据个人喜好，可增减食材种类和数量。喜欢辛辣，也可加入辣椒粉、大蒜和海盐调味。

---

## 泰式椰奶鸡骨汤

总耗时：20 分钟

份数：4 人份

食材：

初榨椰子油 1 勺

鲜姜末 2 勺

红色或绿色咖喱酱 1 勺

有机放养鸡骨高汤 4 杯

蔬菜高汤 1 杯

海盐 1/2 茶匙

氨基酸 1 茶匙

无糖椰奶 1 罐（14 液盎司）

鲜酸橙汁 2 勺

香茅草（切碎）1 茶匙

鲜芫荽（切碎）1/4 杯

西蓝花芽（切碎）4 勺

豆芽 1 杯

做法：

锅中放油，开中火。放入姜末和咖喱酱，烹制 1 分钟。倒入食材（芫荽、西蓝花芽和豆芽除外）。烧开，继续煮 8 分钟。

盛出，撒上鲜芫荽、西蓝花芽和豆芽。

提示：

● 如果想补充蛋白质，可加入有机鸡肉、牛肉、鱼肉或虾肉。

---

## 鸡肉黑豆面条汤

总耗时：15 分钟

份数：4 人份

食材：

有机黑豆面条 8 盎司

初榨椰子油 1 勺

芹菜梗（切碎）2 根

洋葱粉 1 勺

大蒜粉 1 茶匙

干罗勒 1/2 茶匙

干牛至 1/2 茶匙

干百里香 1/2 茶匙

海盐 1/4 茶匙

胡椒粉 1/4 茶匙

鸡骨高汤 7 杯

蔬菜高汤 1.75 杯

鸡肉丝 1/2 磅

西蓝花芽 1 把

做法：

按照包装说明，煮好黑豆面条。捞出备用。

锅中放入椰子油、芹菜、洋葱粉和大蒜粉，开中火烹制 1 分钟。
倒入其他食材（面条除外）。

烧开，继续煮 7 分钟。

放入面条，再煮 1 分钟或煮至鸡肉熟透。

盛出，撒上西蓝花芽。

---

## 生番茄汤

总耗时：7 分钟

份数：3 人份

食材：

带汁整番茄罐头（28 盎司）1 罐

芹菜梗 1 根（切段）

纯净水 1 杯

小号洋葱 1/4 个

大蒜 1 瓣

干欧芹 1 茶匙

干百里香 1 茶匙

月桂叶 1 片

鲜柠檬汁 1 勺

海盐 1/4 茶匙

黑胡椒 1/4 茶匙

做法：

将所有食材放入料理机，搅拌至糊状。

尝味。随口味可再加海盐和胡椒粉。

提示：

● 想喝热汤，可倒入锅中。烧开，文火炖 7 分钟。

● 盛出后撒上西蓝花芽。

---

## 水田芥羽衣甘蓝芸豆汤

总耗时：15 分钟

份数：4 人份

食材：

初榨椰子油 1.5 勺

黄皮洋葱 1 个（切碎）

大蒜粉 1 茶匙

纯净水 3 杯

蔬菜高汤 1 杯

有机芸豆罐头（15 盎司）2 罐（沥水、清洗）

羽衣甘蓝 2 杯（切丁）

水田芥 2 杯（切丁）

孜然 1/4 茶匙

黑胡椒粉（随口味添加）

西蓝花芽 1 把

做法：

锅中放油，开中高火。放入洋葱和大蒜粉，烹制 1.5 分钟。

放入其余食材，继续烹制 12 分钟。

放入黑胡椒粉调味。

盛出，撒上西蓝花芽。

---

## 圣女果罗勒白豆汤

总耗时：10 分钟

份数：4 人份

食材：

鸡骨高汤 1.75 杯

辣椒粉 2 茶匙

孜然粉 1 茶匙

白豆罐头（16 盎司）1 罐（沥水、清洗）

中号辣椒 1 个（辣度自选，去籽切段）

小号黄皮洋葱 1 个

圣女果 1 品脱

鲜罗勒 1/2 杯（另备点缀用罗勒）

鲜芫荽 1/4 杯

鲜酸橙汁 2 勺

特级初榨橄榄油 1 勺

海盐 1/2 茶匙

西蓝花芽 1 把

做法：

锅中放入鸡骨高汤、辣椒粉、孜然粉和白豆，开中高火。

将辣椒、洋葱、圣女果、罗勒和芫荽放入料理机，搅拌至糊状。

将搅拌糊放入锅中，煮 8 分钟。关火，放入酸橙汁、橄榄油和海盐，搅拌。

撒上鲜罗勒和西蓝花芽作点缀。

---

## 扁豆牛至姜黄靓汤

总耗时：45 分钟

份数：4 人份

食材：

特级初榨椰子油 5 勺

黄皮洋葱 1 个（切碎）

大蒜 3 瓣（切碎）

生姜 1 块（1/2 英寸，切碎）

孜然 2 茶匙

干百里香 1 茶匙

鼠尾草 1 茶匙

牛至 1 茶匙

姜黄粉 1 茶匙

辣椒粉 1/8 茶匙（根据口味可多放）

海盐 1 茶匙

黑胡椒（1/4 茶匙）

纯净水 6 杯

小扁豆 1.5 杯

芹菜梗 3 根（切成 1/4 英寸薄片）

西蓝花芽 1 杯（多备，用于点缀）

胡萝卜 1 个（切成 1/4 英寸薄片）

柠檬 1 个（榨汁）

鲜芫荽 4 勺（切碎）

橄榄油少许

做法：

锅中放椰子油，加入洋葱和大蒜，炒至金黄色（约 4 分钟）。加入生姜，翻炒 1 分钟。加入孜然、百里香、鼠尾草、牛至和姜黄粉，继续翻炒 1 分钟。加入辣椒粉、海盐和黑胡椒，再翻炒 1 分钟，炒出香味。

加入水、小扁豆、芹菜梗、西蓝花芽和胡萝卜，搅拌。开大火，烧开，然后调中小火，盖上锅盖，炖 30 分钟或炖至小扁豆软烂。

放入柠檬汁和芫荽，搅拌。随口味可再加海盐和辣椒粉。撒上西蓝花芽和橄榄油。

提示：

● 可配上无麸质南瓜画眉草籽粉煎饼食用。

## 蘑菇健脑汤

总耗时：35 分钟

份数：4 人份

食材：

初榨椰子油 4 勺

黄皮洋葱 2 个（切碎）

鲜蘑菇 1 磅（切片）

纯净水 4 杯

茴香 2 茶匙

红辣椒粉 1 勺

海盐 1 茶匙

百里香 1 茶匙

无糖杏仁奶 1 杯

食用硅藻粉 1 勺

黑胡椒 1/4 勺

柠檬汁 2 茶匙（1/2 个柠檬）

鲜欧芹 1/4 杯（切碎）

素食酸奶油 1/2 杯

鲜柠檬少量

西蓝花芽 1 把

做法：

锅中放油，烧热。加入洋葱，翻炒 3 分钟。加入蘑菇，继续翻炒 5 分钟。

加入水、茴香、红辣椒粉、海盐和百里香，继续翻炒。

另准备碗，放入杏仁奶和硅藻粉搅拌。倒入汤中，搅匀食材。盖上锅盖，炖15分钟，不时搅拌。

调小火，放入黑胡椒、柠檬汁、欧芹和酸奶油。搅拌均匀，再炖5分钟。盛出，撒上西蓝花芽。

提示：

● 想要顺滑、细腻的口感，可将炖好的汤放入料理机搅成糊状。

● 可配上花椰菜饭食用。

---

## 蔬菜羹

总耗时：2 小时

份数：4 人份

食材：

黄皮洋葱 1 个

大号胡萝卜 2 个

芹菜梗 2 根

南瓜 1 磅

西蓝花 1/2 个

西葫芦 2 个

特级初榨橄榄油 1 勺

大蒜 6 瓣（切末）

纯净水 5 杯

海盐 1/2 茶匙

鲜鼠尾草1勺或干鼠尾草1茶匙

西蓝花芽1把

做法：

洋葱、胡萝卜、芹菜、南瓜、西蓝花和西葫芦切丁（1英寸）备用。

锅中放油，开中火。加入洋葱、芹菜和大蒜，翻炒至洋葱透明。

放入其他蔬菜丁，加入水、海盐和鼠尾草，烧开。中火炖90分钟或炖至蔬菜软烂。

随口味可再加海盐和胡椒粉。盛出，撒上西蓝花芽。

提示：

● 想摄入更多蛋白质，可加入2杯干豆（豆类不限，浸泡12小时以上）。

---

## 咖喱西蓝花罗勒黑豆面条汤

总耗时：40分钟

份数：4人份

食材：

有机黑豆面条8盎司

有机西蓝花或西兰苔1个（切小块）

有机豌豆1杯

橄榄油3勺

黄皮洋葱1个（切片）

大蒜1瓣（切片）

鲜生姜 1 块（1/2 英寸，切丁）

蒜盐 1 茶匙

黑胡椒 1/2 茶匙

红辣椒片 1 茶匙

红咖喱酱 3 勺

无糖椰奶（14 液盎司）1 罐

蔬菜高汤 2 杯

中链甘油三酯油 2 勺

有机鲜酸橙 1 个（剖开）

小青椒 1 个（切片）

有机豆芽 1 杯

有机鲜罗勒 1/4 杯

做法：

按照包装说明煮好黑豆面条。捞出备用。

西蓝花和豌豆蒸软备用。

锅中放油，放入洋葱、大蒜和生姜。翻炒 2~3 分钟，炒香至洋葱透明。

加入蒜盐、黑胡椒和红辣椒片，翻炒 1 分钟。

加入红咖喱酱，继续翻炒 1 分钟。

加入椰奶、蔬菜高汤和中链甘油三酯油，挤入一半酸橙汁。调中小火炖 8 分钟入味。

将汤分为 4 碗，分别加入黑豆面条、西蓝花和豌豆，撒上红辣椒片、青椒、豆芽、罗勒和剩余鲜酸橙。

## 鸡肉魔芋粉条汤

总耗时：10 分钟

份数：4 人份

食材：

椰子油 1 勺

芹菜梗 2 根（切碎）

洋葱粉 1 勺

大蒜粉 1 茶匙

罗勒粉 1/2 茶匙

牛至粉 1/2 茶匙

干百里香 1/2 茶匙

海盐 1/4 茶匙

胡椒 1/4 茶匙

鸡骨高汤 9 杯

有机鸡肉丝 1/2 磅

魔芋粉条 8 盎司

做法：

锅中放油，开中高火，加入芹菜、洋葱粉和大蒜粉，翻炒 2 分钟。倒入其余食材（魔芋粉条除外）。

烧开后，继续煮 5 分钟。

放入魔芋粉条，继续煮 9 分钟或煮至鸡肉和魔芋粉条熟透。

# 主食

## 无麸质花椰菜皮"奶酪"比萨饼

总耗时：40分钟

份数：4人份

食材：

花椰菜饼皮

中号花椰菜 1 个

有机鸡蛋 2 个

杏仁粉 1/4 杯

油莎豆粉 1/4 杯

椰子粉 1/4 杯

营养酵母 1/4 杯

海盐 1/4 茶匙

黑胡椒 1/4 茶匙

大蒜粉 1/4 茶匙

意大利混合调料 1 茶匙

罗勒 1/2 茶匙

牛至 1/2 茶匙

配料：

无糖番茄酱 1/3 杯

素食奶酪 1/4 杯

牛至 1/2 茶匙

鲜罗勒 1 把（用作点缀）

做法：

烤箱预热至375华氏度（190摄氏度）。烤盘铺上烤纸。

用料理机将花椰菜打成细粒或小米粒状。

花椰菜粒蒸5分钟至微软。放凉备用。放入厨用纸巾或薄纱布，尽量挤干水分。

将其余做饼皮的材料放入碗中，搅拌至面团状。如果水分过多，可加粉，确保面团不会太湿。面团放入烤盘能摊成饼状即可，不能像传统比萨饼皮那样干燥。

放入烤盘，摊成1个大饼皮或两个小饼皮。

将饼皮放入烤箱，烤10~15分钟至金黄色。撒上番茄酱、奶酪和牛至。继续烤8分钟或烤至奶酪融化。撒上鲜罗勒作点缀。

---

## 简易赤小豆面包

总耗时：1小时20分钟

份数：12人份

食材：

椰子油

有机赤小豆8盎司

亚麻籽粉3茶匙

纯净水4茶匙

芹菜梗2根（切丁）

大号胡萝卜1个（切丁）

洋葱盐1茶匙

蒜盐 2 茶匙

迷迭香 2 茶匙

红意面酱 3 勺

有机番茄酱 1/4 杯

做法：

烤箱预热至 350 华氏度（180 摄氏度）。蛋糕烤盘抹上椰子油。

按照包装说明煮好赤小豆。控水。

同时准备亚麻籽"蛋"：将亚麻籽粉放入小碗，加水搅拌，备用。

将赤小豆放入料理机，搅拌至干面团状。盛出放入碗中。

将亚麻籽"蛋"和其余食材（番茄酱除外）放入碗中，用木勺搅拌均匀。

将搅拌好的面团放入预热好的蛋糕烤盘，均匀抹上一层番茄酱。

烘烤 30 分钟。取出烤盘，再抹上一层番茄酱。放入烤箱，继续烘烤 30 分钟至金黄色。

***

## 素食黑豆卷饼

总耗时：45 分钟

份数：4 人份

食材：

饼料

核桃 1/2 杯

番茄干 1 杯

特级初榨橄榄油 2 勺

干鼠尾草 1 茶匙

小茴香籽 1 茶匙

干百里香 1 茶匙

干迷迭香 1 茶匙

干牛至 1 茶匙

黑胡椒少许

盐少许

黑豆 1 杯

椰肉饼皮 / 玉米薄饼皮 1 小袋

馅料：

素食酸奶油 4 勺

莴苣 8 勺（切丁）

鳄梨 1 个（切片）

番茄 1 个（切碎）

素食"奶酪" 1 把

做法：

烤箱预热至 325 华氏度（160 摄氏度）。

将所有饼料（黑豆除外）放入料理机，搅拌 5 分钟至黏稠状。

将黑豆加入搅拌好的饼料，用手拌匀。

烘烤 25 分钟。

取出卷饼，食用时加入馅料。

---

**地中海煎蛋卷**

总耗时：10分钟

份数：4人份

食材：

特级初榨橄榄油2勺

有机鸡蛋8个

橄榄1/4杯（切片）

菠菜1杯

小号番茄1个（切片）

鲜欧芹少许

蒜泥1茶匙

有机奶酪或营养酵母1/4杯

海盐少许

做法：

煎锅放油加热。

碗中鸡蛋打散，倒入煎锅。

蛋液开始成形，撒上橄榄、菠菜、番茄、欧芹、蒜泥、奶酪和盐。

蛋饼熟透定型后，用刮铲将蛋饼对折。


# 调味油

---

**家常火麻籽黄油**

总耗时：10分钟

份数：16人份

食材：

火麻籽 2 杯

火麻油 4 勺

海盐 1/4 茶匙

做法：

将食材放入料理机搅拌均匀。

装罐，冷藏。

提示：

● 也可加入 1 勺可可，制成可可火麻籽黄油。


## 小菜、小吃

---

### 烤花椰菜

总耗时：1 小时 20 分钟

份数：4~6 人份

食材：

纯净水 2 杯

初榨椰子油 1/2 杯

柠檬汁 1/4 杯

柠檬皮碎 2 茶匙

蒜泥 1 茶匙

孜然粉 1/2 茶匙

姜黄粉 1/4 茶匙

黑胡椒 1/4 茶匙

茴香 1 茶匙

海盐 1/4 茶匙

鲜欧芹 3 勺（切丁）

花椰菜 1 个

做法：

烤箱预热至 350 华氏度（180 摄氏度）。取大烤盘装满水，置于烤箱底架。

平底锅热油，放入其余食材（花椰菜除外）。

另取烤盘或铁盘，放上花椰菜，浇上平底锅中做好的酱汁。烘烤 1 小时 10 分钟。

提示：

● 想让花椰菜边缘焦黄，可在最后 3～5 分钟用高火烤制。

---

## 无麸质南瓜画眉草籽粉煎饼

总耗时：准备 10 分钟，留置一夜，烹饪 10 分钟

份数：8 张

食材：

画眉草籽粉 1 杯

无糖澳洲坚果奶 1 杯

纯净水 3 勺

鸡蛋 3 个

橙皮碎 1/4 茶匙

初榨椰子油 1 勺（多倍，用于煎制）

有机南瓜罐头 2 勺

海盐 1/4 勺

桂皮少许

小豆蔻少许

肉豆蔻少许

做法：

所有食材放入料理机，搅拌成细滑面糊。将饼糊密封，置于冰箱一夜。

煎锅放油，开中火。将 1/8 面糊倒入煎锅。面糊开始起泡后，翻面继续煎熟。

---

## 巧克力葵花籽黄油迷你杯

总耗时：35 分钟

份数：12 杯

食材：

可可黄油 3/4 杯

可可粉 4 勺

油莎豆粉或杏仁粉 1/2 杯

无糖澳洲坚果奶 1 勺

罗汉果糖浆 3 勺

无糖葵花籽黄油 13.5 茶匙

做法：

平底锅融化可可黄油。放入可可粉、油莎豆粉或杏仁粉、澳洲坚果奶和罗汉果糖浆，搅拌均匀。

取一茶匙可可黄油混合物，装入烘烤杯至 1/3 处。其余烘烤杯同样操作。冷冻 5 分钟。

从冰箱取出烘烤杯，分别加入 1 茶匙葵花籽黄油。

分别加入 1.5 茶匙可可黄油混合物至杯满。

冷冻 15 分钟。

---

## 爆西蓝花

总耗时：25 分钟

份数：4 人份

食材：

特级初榨橄榄油 2.5 勺

营养酵母 1/2 杯

海盐 3/4 茶匙

西蓝花 1 个（切小块）

做法：

烤箱预热至 325 华氏度（160 摄氏度）。

将橄榄油、酵母和海盐放入大碗，搅拌均匀。

碗中放入西蓝花块，搅拌至均匀挂糊。

将西蓝花块装入烤盘，烘烤 20 分钟至金黄、酥脆。

提示：

● 为增加口味，可加入 1 勺芝麻。

---

## 香草布丁

总耗时：10 分钟

份数：4 人份

食材：

无糖香草杏仁奶 1 杯

无糖椰奶 1 杯

香草精 1 茶匙

海盐少许

奇亚籽 1/2 杯

去核大枣 1 个（切丁）

无花果 1 个（切丁）

配料：

杏仁 1/4 杯（切片）

核桃 1 把

蓝莓 1 杯

做法：

碗中放入杏仁奶、椰奶、香草精和海盐，搅拌均匀。放入其余食材，搅拌。

将布丁放入冰箱冷冻 10 分钟。

取出布丁，盛入碗中，撒上配料。

类似布丁：

● 可用 1 勺可可粉制作巧克力布丁。

## 椰蓉培根

总耗时：30 分钟

份数：3.5 杯，7 人份

食材：

苹果醋 3/4 杯

椰子醋 1/4 杯

海盐 1 勺

红辣椒粉 1 勺

大蒜粉 2 茶匙

洋葱盐 1 茶匙

干芫荽 1/2 茶匙

干欧芹 1/2 茶匙

椰蓉 3 杯

做法：

烤箱预热至 250 华氏度（120 摄氏度）。

碗中放入所有食材（椰蓉除外），用勺子搅拌均匀。

放入椰蓉，搅拌至均匀挂糊。静置 10 分钟。

将椰蓉铺入单层烤盘或耐热餐盘，注意不要重叠。

烘烤 5~12 分钟至椰蓉酥脆、金黄。

---

## 花椰菜饭

总耗时：10 分钟

份数：4 人份

食材：

花椰菜 1 个

椰子油 1 勺

海盐 1/4 茶匙

黑胡椒 1/4 茶匙

姜黄粉 1/4 茶匙

生姜粉 1/4 茶匙

做法：

花椰菜放入料理机，搅拌成米粒状的颗粒。

煎锅热油，放入花椰菜粒和香料，煎炒 9 分钟。

提示：

● 可加入 1 个小号黄皮洋葱（切丁）增加口味。

## 饮品

### 巧克力花椰菜奶昔

总耗时：10 分钟

份数：2 人份

食材：

可可粉 1 勺

火麻籽 3 勺

奇亚籽 2 勺

无糖杏仁奶 1.5 杯

去核大枣 3 个

冻花椰菜 1.5 杯

冻蓝莓 1 杯

盐少许

香草精少许

做法：

将所有食材放入高速料理机，搅拌细滑。

---

## 黄金奶

总耗时：15 分钟

份数：2 人份

食材：

无糖椰奶 3 杯

姜黄粉 1.5 茶匙

黑胡椒少许

生姜粉 1/4 茶匙

桂皮 1/4 茶匙

中链甘油三酯椰子油 1 勺

做法：

锅中放入所有食材，开中火。

轻轻搅动至锅中沸腾，变成细腻奶油状。

盛出饮用。

---

### "三大样"：蓝莓、西蓝花芽、姜黄汁

总耗时：10分钟

份数：1人份

食材：

姜黄根1块（2英寸）或姜黄粉1茶匙

蓝莓1杯

西蓝花芽1杯

芹菜梗3根

生姜1块（1英寸）

黑胡椒少许

做法：

将所有食材（黑胡椒除外）放入榨汁机。

榨汁，撒入黑胡椒，饮用。

---

### 浆果蔬菜汁

总耗时：10分钟

份数：1人份

食材：

蓝莓1杯

黑莓1杯

小号黄瓜1根

大号芹菜梗1根

羽衣甘蓝1把

鲜芫荽 1 把

柠檬 1/4 个（去皮）

姜黄 1 块（1/2 英寸）

做法：

将所有食材放入榨汁机。

榨汁，饮用。

---

## 芹菜汁

总耗时：10 分钟

份数：1 人份

食材：

芹菜 1 束

柠檬 1/4 个（去皮）

做法：

将所有食材放入榨汁机。

榨汁，饮用。

---

## 亚麻籽奶

总耗时：5 分钟

份数：4 人份

食材：

纯净水 4 杯

亚麻籽 1 杯

海盐少许

香草精 1/4 茶匙

做法：

将所有食材放入料理机，搅拌细滑。

用薄纱布或细筛网滤去碎屑。

---

## 巧克力奶

总耗时：5 分钟

份数：4 人份

食材：

油莎豆（或杏仁、澳洲坚果、腰果或巴西坚果）1 杯

纯净水 4 杯

去核大枣 2 个

海盐少许

香草精 1/4 茶匙

做法：

将所有食材放入料理机。

搅拌至细滑牛奶状。

---

## 健脑蔬菜奶昔

总耗时：5分钟

份数：2人份

食材：

无糖杏仁奶 1.5 杯

羽衣甘蓝 2 杯

蓝莓 1.5 杯

菠菜 1 杯

鲜芫荽 1/4 杯

西蓝花芽 1 杯

黄瓜 1 个（去皮）

做法：

将所有食材放入料理机，搅拌细滑。

提示：

● 想提升细滑口感，可多加水。

● 想提升乳脂状，可加入 1 个去皮鳄梨。

● 想增加甜味，可加入 3 个去核大枣（或 1 小袋甜菊糖）。

● 想增加蛋白质和维生素，可加入 1 勺螺旋藻。

● 保留黄瓜皮，可用作清爽面膜。

---

## 热巧克力

总耗时：10分钟

份数：1人份

食材：

可可粉 1 勺

开水 1 杯

无糖杏仁奶或椰奶 1 勺

罗汉果糖浆或甜菊糖 1 茶匙

做法：

将所有食材放入杯子，搅拌均匀，饮用。

类似饮品：

● 加入少许姜黄粉和辣椒粉，可制成辣味热巧克力。

## 健脑黑胡椒姜黄茶

总耗时：10 分钟

份数：1 人份

食材：

纯净水 2 杯

生姜 1 块（1 英寸，切丁）

大蒜 1 瓣（切丁）

辣椒粉少许（本饮品辛辣而爽口）

姜黄粉 1/4 茶匙

黑胡椒少许

柠檬 1 个

做法：

锅中放入所有食材（柠檬除外），烧开。调中火，煮 7 分钟。

滤去渣屑，倒入茶杯。

挤入柠檬汁，搅拌均匀。

趁热饮用。

# 糖脑康复补充剂、食物及疗法

服用补充剂或采用红外线桑拿疗法之前，请先向医学专业人士咨询。

### 姜黄素

姜黄素是姜黄所含的活性物质。2018年，一项针对因缺乏脑源性神经营养因子（BDNF）而罹患精神病的受试者的研究发现：姜黄素补充剂可以提升这种生长激素的水平。因此，它有助于糖脑康复。不管是膳食摄入姜黄素，还是服用姜黄素补充剂，都要同时摄入黑胡椒／胡椒素／脂肪，以提升它的生物可利用率。

### 匙羹藤

匙羹藤是印度、非洲和澳大利亚生长的一种本土植物，含有匙羹藤酸。这种酸可以减弱甜食的味觉，从而降低含糖食物的诱惑力。在2017年的一项双盲实验中，一些受试者食用最喜欢的糖果和安慰剂，另一些受试者食用含匙羹藤酸的抗糖含片。结果发现，食用抗糖含片的受试者糖果摄入量降低了44％。

如果你很难戒糖，那这种补充剂可以纳入你的"糖脑康复方案"。它有助于重新校准你的味蕾，远离导致大脑萎缩的食物，因而可以帮助糖脑康复。

### 红外线桑拿疗法

要降低毒素暴露，最好的方法是改变身体成分，因为毒素主要储存于脂肪细胞。减少身体脂肪，毒素的储存能力就会下降。因此，采用"糖脑康复方案"的地中海生酮饮食在"溶解"身体脂肪的同时，还必须将毒素冲刷出体外，毕竟，许多疾病都与毒素相关。

有助于排汗的任何活动，都有利于身体经皮肤排出毒素。因此，实施"糖脑康复方案"期间的所有运动，都有助于实现温和脱毒。为强力提升脱毒效果，我本人采用的是乔治·余博士给出的"处方"。作为研究人员，他参与救治过那些暴露于有毒灰尘和化学物质的"9·11"救援人员和海湾战争退伍士兵。他的"处方"包括烟酸（调动大脑和身体脂肪中的毒素）和桑拿疗法。为达到最佳排毒效果，他建议：初期服用50毫克烟酸（不要选择无潮红烟酸，因为潮红有助于排毒），适应潮红反应后，再逐渐增加至100毫克；要在运动之前服用烟酸，然后马上接受20~60分钟的红外线桑拿浴，结束后冲个冷水澡。所有桑拿浴都有助于身体排汗脱毒，但红外线桑拿浴效果更好，因为红外线可深入人体组织激活汗腺，效果比干桑拿更好。实施为期28天的"糖脑康复方案"期间，随着脂肪快速减掉，一定要经常进行红外线桑拿浴（比如每天一次）。完成康复方案后，可减少至每周2次或3次。

**全咖啡果提取物**

"糖脑康复方案"的设计目的，是促进大脑生长、提升脑源性神经营养因子水平。有一种补充剂提升这种生长激素的效果非常好：全咖啡果提取物。多种健脑补充剂都含有这种物质，可以帮助糖脑康复。

# 例外情况：哪些人不适用"糖脑康复方案"

"糖脑康复方案"是无法解决某些疾病的，很多情况下只能在医学专业人士的指导下采用。如果你有下列问题，请仔细阅读下面的内容：

- 厌食症或贪食症
- 严重抑郁症
- 酗酒
- 强迫症（OCD）
- 糖尿病、服药期或其他健康问题

### 厌食症或贪食症

本书不是写给厌食症或贪食症患者的。如果你正饱受这两种疾病的折磨，请寻求医学专业人士的帮助。这些进食障碍的特征，是严重自我饥饿以及"暴食－催吐"循环（不管是自行呕吐还是服用泻药）。"糖脑康复方案"的设计目的，不是治疗这些可能危及生命的进食障碍。厌食症、贪食症等疾病会引起严重的长期健康问题，甚至会导致死亡。因此，如果你怀疑自己或某个深爱的人患有这些疾病，请一定要寻求专业帮助。

### 抑郁症

如果你有抑郁症状——感到无助、无望、经常哭泣、经常绝望，开始实施这个方案前，请一定要先咨询医生。尽管"糖脑康复方案"有助于提升情绪，但你首先需要排除严重的抑郁症，它需要医学专业人士的帮助。

### 酗酒

如果你正在努力克服酗酒，那首先应该寻求帮助。"糖脑康复方案"不适用于解决酗酒问题。

### 强迫症（OCD）

如果你有食物相关的强迫性想法或冲动行为（包括严苛的、造成问题的习惯），那有时候这些可能就是强迫症的表现。"糖脑康复方案"不适用于治疗强迫症。请咨询心理医生，接受专业筛查和治疗。

### 糖尿病、服药期或其他健康问题

最后，服药期间、孕期或哺乳期以及患有糖尿病、痛风、胃食管反流（GERD）等疾病，开始实施"糖脑康复方案"之前，请一定要先咨询医学专业人士。